ニガテを克服！

ここからはじめる 臨床検査の計算入門

井川俊彦 著

医歯薬出版株式会社

まえがき

国家試験に合格して臨床検査技師になるための最も基本的な知識は何だと思いますか？　それは日本語です。別に，安っぽいクイズをしているのではありません。ネイティブで日本語を使っている者にとっては当たり前かもしれませんが，海外からの留学生にしてみれば切実な問題なのです。実際，留学生から，教科書の日本語のニュアンスについての質問を何度も受けています。

では，二番目に基本的な知識はなんでしょうか？　それは計算です。これも，当たり前かもしれません。そうです。計算は，どの分野を勉強するにも必要なものです。しかも，知っていて当たり前，と思われているのです。なにしろ，初めて計算を習ったのは小学生のときで，それからずっと計算を使っているのですから。

でも，それが盲点になっているのです。

習ったときは（まだ子どもで）よく分からないところがあったとしても，それ以降，再勉強の機会はなかったのです。再勉強して内容を再確認しないまま，知っていて当たり前じゃないか，ということになってしまったのです。

例えば，

小学生のときに計算につまづいて，それ以来計算が苦手になった……。

中学生のときに計算公式で間違った思い込みをした（そして，現在までそれが続いている）……。

そして，臨床検査の勉強が始まり，計算は出来て当たり前ということになっている。今さら人に聞けない……。

本書は，こういう方々が計算を再確認するために書きました。小学校以来の計算についてやさしく説明しています。単なる数学だけでなく，臨床検査に必要な物理や化学に出てくる計算についても説明してあります。臨床検査の勉強をする前にこれだけは知っておかなければならない，という項目をピックアップしてあります。

小学生のときには苦手だったかもしれませんが，この本でもういちど勉強すれば，計算は難しいものではありません。苦手意識はすぐに解消されます。

人には，うっかりした思い込みが必ずあります。本書で，思い込みがないか，を確認して下さい。

臨床検査の勉強をスタートする前に，あるいはスタート早々に本書を読み，計算という基礎知識を再確認して下さい。今度こそ本当に，計算は当たり前にできるよ，となっていただきたいと思います。

基礎知識の盲点を埋めて，肝心の臨床検査の勉強に集中していただければ幸いです。

この場を借りて，三人の大切な学兄にお礼申し上げます。熊坂一成（上尾中央総合病院・臨床検査科科長），山舘周恒（人間総合科学大学教授）の両先生には，臨床検査の大切さと楽しさを教えていただきました。松田博男先生（元金沢医科大学教授）には，懦夫が立つきっかけをいただきました。

そして，編集部の新宅智子氏にお礼申し上げます。多くの情報やアドバイスをいただきました。そのおかげで，アイデアが育ちこの成書となったのです。

最後になりましたが，ややこしいレイアウト，作図をきれいにして下さったスーヴェニアデザインの武田厚志氏にお礼申し上げます。

みなさま，本当にありがとうございました。

2019年 12月

井川俊彦

目　次　contents

ステップ2　臨床検査の計算

デザイン，DTP：武田厚志・木村笑花（SOUVENIR DESIGN INC.）　イラスト：加納徳博

00 はじめに ― 勉強の基礎

なによりもまずはじめに，勉強の仕方について説明しておきます。

まず例から。中学生のころ，祖母につきそって病院へ行きました。診察を受け，「血液検査をしましょう」ということになりました。採血室へ行き，そこにいる看護師さんに採血してもらいました。その後，お医者さんが検査データを見ながら「肝臓の機能が……」と言うのを，祖母の隣で聞いていました。このとき，採血は看護師がするもの，臨床検査技師は検査室の中にいるもの，と思いました。後になって，これが勝手な思い込みであることが分かったのです。自分の体験で思い込んだのですから，ある意味，矯正するのが難しい思い込みでした。

勉強も同じです。何かのことで間違った思い込みをしていることがあります。いちど原点に戻り，「〇〇は△△ということでいいのだな」と確認しましょう。

数字，計算については，小学校以来，長いこと勉強しています。その昔の小学校時代，まだよく意味が分かっていなかった頃に思い込んでしまった勘違いがあるかもしれませんよ。

もう少し，例をあげて説明します。

「同じ数を3回足すことは，その数に3を掛けることと同じである」 ……… ①

という計算の性質をとりあげましょう。これは，具体的には，例えば，

$5+5+5=5\times 3$ ……… ②

ということです。この式②を見て，5に注目してしまって，「この式は5だから成立するんだな。6では成立しないんだな」と思い込んではピントが外れてしまいます。文①は「3回足す」「3を掛ける」がポイントですから，3という数字が大切なのです。5という数字は，今の場合，大切ではありません。文①の例としては

$6+6+6=6\times 3$ ……… ③

でもいいですし，

$12+12+12=12\times 3$ ……… ④

でもいいわけです。つまり，文①は，一般的な数字の代表として文字aを使えば，

$a+a+a=a\times 3$ ……… ⑤

ということなのです。

このように，計算の性質，公式を勉強するときは,「**ポイントはどこだ？**」ということを確認しましょう。

もう一度，文①を例に使います。この計算上の性質を文章に書くと，文①のように長くなります。ところが，同じことを式で表すと，式⑤のようにスッキリするのです。式は，文章にすると長くなってわけが分からなくなることをスッキリさせるために使うのです。数式を見ただけでアレルギー症状が出る方もいらっしゃいます。でも，数式は人を混乱させるためのものではありません。数式は，分かりやすく簡単にするために使うのです。本書をしっかり読めばアレルギーは解消しますよ。

必ず**練習問題をやってみましょう**。計算の意味や約束は，目で数式を見ただけではよく分かりません。変な思い込みや，うっかり見過ごすことも出てきます。必ず練習問題をやって，何をいっているのか，ポイントはどこか，を自分の手・頭で確認しましょう。

さらには, 自分で**例を作ってみる**こともおすすめします。ここまで例をあげながら説明をしてきました。例をあげる方が分かりやすいからです。同じように，自分で，必要かつ十分で適切な例を作ってみましょう。

ある項目が完全に理解できた，と分かる指標があります。**人に教えられるか**，ということです。「先輩，モル濃度って何ですか？」と聞かれたとしましょう。このとき,「モルとは○○のこと。濃度とは△△で計算するの。だから，モル濃度とは□□ということさ。例えば……」と説明できるでしょうか。後輩に聞かれたとして，説明を考えてみましょう。もちろん，本当に後輩に聞かれるかもしれませんが……。

- **思い込みをなくすこと。**
- **ポイントを押さえること。**
- **できるだけ簡単にすること。**
- **例を作ってみること。**
- **人に教えてみること。**

ステップ 1

基礎の計算

1章　数について

2章　計算

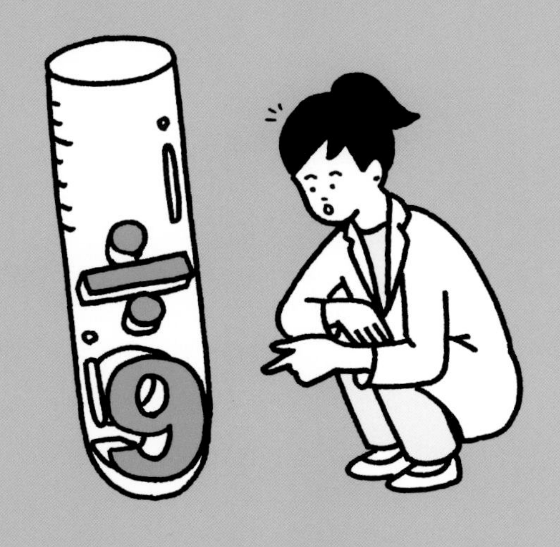

数

01

数には，自然数，整数，有理数，無理数という種類があります。

自然数は，1から始まって，順に1を足していった数です。

具体的には

1，2，3，……

です。文字通り，いちばん自然な，素朴な数です。

整数は，引き算がいつでもできるように工夫した数です。

具体的には

……，−3，−2，−1，0，1，2，3，……

です。

例えば，

7−2，20−3

などの引き算の答えは自然数になります。でも，

2−7

の答えは，自然数の中には存在しません。そこで，この引き算の答えとして，マイナスの記号を使って，−5のような，負の数を作ったのです。つまり，自然数だけでは引き算が完全にできません。整数にすれば，足し算と引き算が完全にできるのです。

つまり整数は，自然数とゼロ，それに，自然数に負の記号をつけた数なのです。

有理数は，割り算がいつでもできるように工夫した数です。

例えば，

6÷3，−25÷5

などの割り算の答えは整数になります。でも，

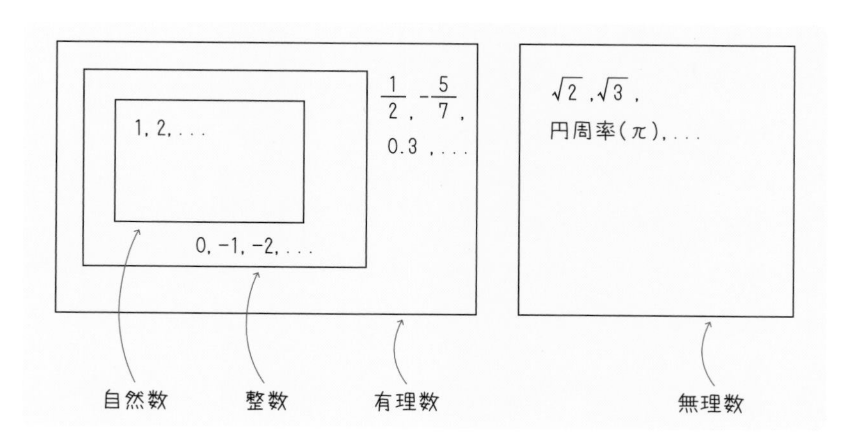

図1 **数の体系**

3÷4

の答えは整数の中には存在しません。そこで，この割り算の答えとして，3/4のような分数を作ったのです。つまり，整数だけでは割り算が完全にできません。分数を使えば，割り算が完全にできるのです。もちろん，足し算と引き算も完全にできます。

有理数の正式な定義は，2つの整数で分数の形にできる数です。

例えば，

3/4，−4/7，5(=5/1)，0.5(=1/2)

などは有理数です。ゼロも

0/1(=0/1=0/2=0/3……)

ですから有理数です。

無理数は，2乗の逆計算がいつでもできるように工夫した数です。

例えば，

2乗して4になる数は　+2と−2です。

2乗して1/9になる数は　+1/3と−1/3です。

でも，2乗して3になる数は，有理数の中にはありません。そこで，ルートの記号を使って，新しく$\sqrt{3}$のような数を作ったのです。

無理数は，有理数ではない数です。

2乗してaとなる数のことを，aの**平方根**といいます。aの平方根は，$\sqrt{a}$

分数は$\frac{2}{3}$のように書くのが普通ですが，2/3と書くこともあります。
本書では，できるだけ$\frac{2}{3}$のように書きましたが，スペースの都合で2/3となっている場所もあります。
なお，2/3×100のような計算は“割り算（つまり分数）と掛け算だけの計算は左から順番に計算する”という規則から(2/3)×100となります。うっかり，2/(3×100)と勘違いしないようにしましょう。

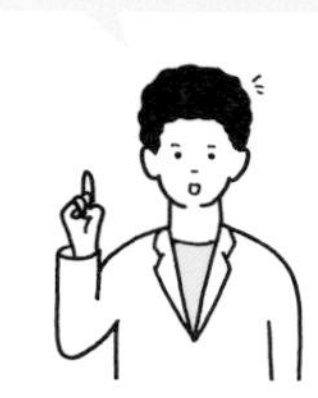

と$-\sqrt{a}$の2つあります。

例えば，2の平方根は$\sqrt{2}$と$-\sqrt{2}$です。

9の平方根は$\sqrt{9}$（＝3）と$-\sqrt{9}$（＝－3）です。

0の平方根は0です。平方根は，符号が異なる2つの数なのですが，0の平方根だけは1個しかありません。

無理数は，有理数ではないですから，分数にできません。無理数は小数の形に書くしかないのです。しかも，小数点以下に，不規則な数字が無限に続きます。例えば，

$$\sqrt{2}=1.41421\cdots\cdots$$

$$\sqrt{3}=1.732050\cdots\cdots$$

のようになります。

無理数の例として平方根をとりあげました。でも，平方根だけが無理数ではありません。円周率（π）なども無理数です。

一般的な数を表すには小文字のアルファベットを使います。

例えば,「同じ数を2回足すことは，その数に2を掛けることと同じである」ということは，どんな数に対しても成立するので，$a+a=a\times2$と書きます。

数は，自然数，整数，有理数，無理数と区分けできる。

Column ▶ 単位について

数学ではシンプルに数だけを取り扱います。一方，日常生活や臨床検査の現場では，数には必ず単位がついています。

単位は，国際的に定められたSI単位系が基準になっています。

これは：

長さ：メートル [m]

質量：キログラム [kg]

時間：秒 [s]

電流：アンペア [A]

熱力学温度：ケルビン [K]

物質量：モル [mol]

光度：カンデラ [cd]

の7つです。

これらを組み合わせて，他の単位を作ります。

例えば，体積の単位はリットルですが，これは一辺が10分の1メートルの立方体の体積を1リットルと決めたのです。

臨床検査でよく使われる単位は，質量，体積，物質量です。

そして，割合（パーセント）も頻繁に使われます。

1 節

数

02

位取り

数は位取りを使って表します。

数は，0，1，……，9の記号を使って，次のような位取りで表示します。

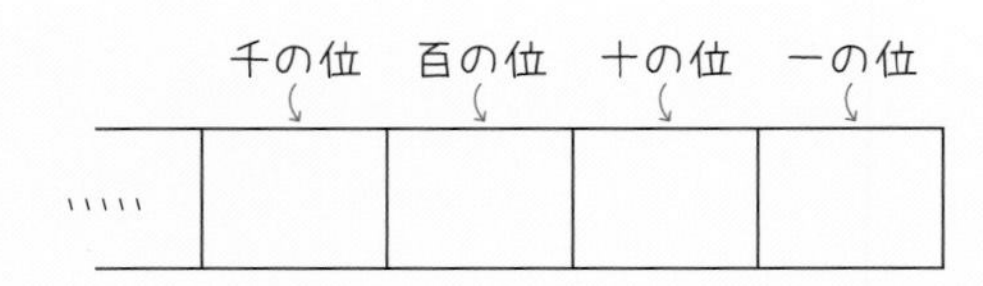

図2 位取り

例えば，百の位に4と書けば，百が四個あることを表します。同様に，十の位に5と書けば，十が五個あることを表します。一の位に6と書けば，一が六個あることを表します。そして，456と並べて書くと，これで四百五十六を表すのです。ちょっとややこしいですか？ 算数字（4，5，6）と漢数字（四，五，六）を使い分けているのです。

4，5，6は単なる記号です。四は“よっつ”，五は“いつつ”，六は“むっつ”という個数を意味する漢字です。

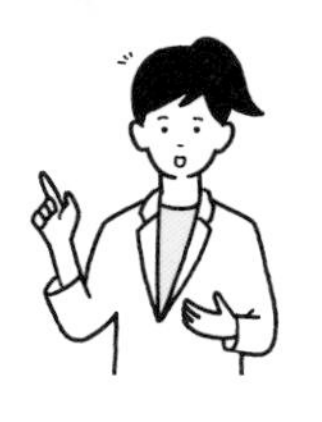

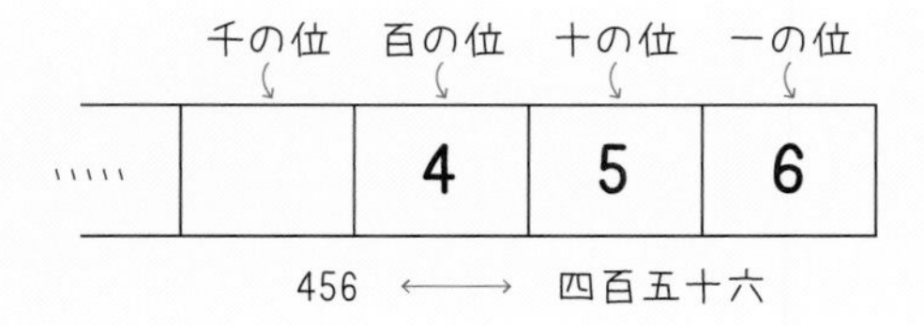

図3 456という数

456と数を並べて書き，それで四百五十六を表しました。

でも，一般的な数字の代表としてa，b，cなどを使ってabcと表すことはできません。abcはa × b × cを表す，という約束になっているのです。

百がa個，十がb個，一がc個を表すなら

$a \times 100 + b \times 10 + c$

としなければなりません。

1より小さい部分，つまり小数部分についても位取りがあります。

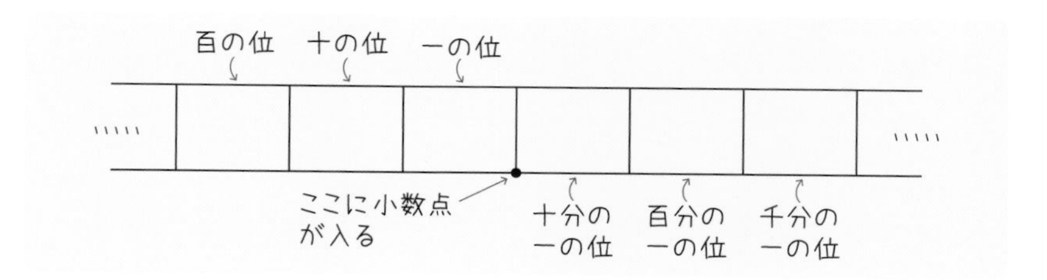

図4 **数全体の位取り**

例えば6.78は，一の位が6，十分の一の位が7，百分の一の位が8ということなのです。

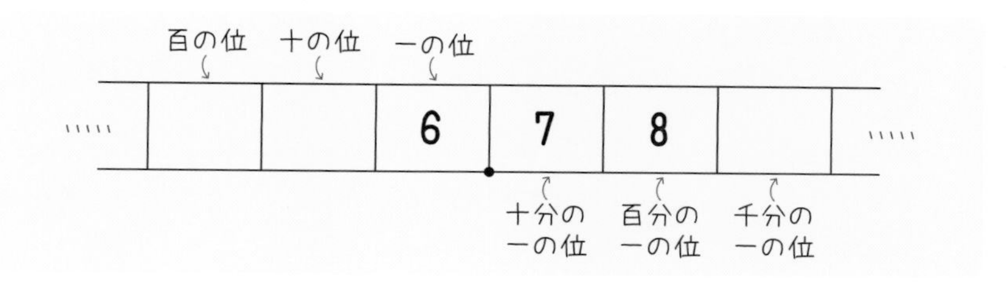

図5 **6.78という数**

一般に，数は小数の形で表すことができます。

例えば，

1/2＝0.5

5（これは小数部分が最初からありません。5.0ということです。）

また，

1/3＝0.3333……

これは，小数部分が無限に続いています。無限に続きますが，3が続く，という規則性があります。それで，コンパクトにまとめて　$0.\dot{3}$と記します。

一方，2の平方根の正のものは

1.4142135……

となり，無限に続く数に規則性がありません。コンパクトにまとまりません。それで，$\sqrt{2}$と記すのです。

数を表す方法

小数点の左側に一の位，十の位，百の位，……と続ける。
小数点の右側に，十分の一の位，百分の一の位，……と続ける。
これですべての数が表示できる。

03 10進法と2進法

数にはいろいろな表し方があります。

一般に，数は，0と1，2，……9，合計十個の記号で表します。

これらは表すための記号ですから，例えばⅠ，Ⅱ，などでもいいわけです。

十個の記号を使うので，十一番目の数字を表すには記号が足りません。そこで，十の位として，左側に記号を並べて書くのです。次は百の位，その次は千の位……，というわけです。

さて，現在ではスマホが至る所で使われています。臨床検査の現場には電子機器があふれています。こうした機器をコントロールするのには**2進法**が使われています。

人間の指は十本ですので**10進法**が便利なのです。電子機器は，電流が流れたか，流れないか，の二つの状態でコントロールします。それで2進法が便利なのです。

2進法は0と1の二個の記号で表します。

2進法では二個の記号を使うので，三番目の数字を表すには記号が足りません。そこで二の位として，左側に記号を並べて書くのです。次は四の位，その次は八の位……，というわけです。

10進法では，

　　一の位，十の位，百（＝十×十）の位，千（＝十×十×十）の位，……

となっています。

2進法では，

　　一の位，二の位，四（＝二×二）の位，八（＝二×二×二）の位，……

となっているのです。

なお，時間では，1時間が60分，1分が60秒，というように60進法になっています。

鉛筆などでは，12本を1ダースとして……，というように，12進法を使っています。

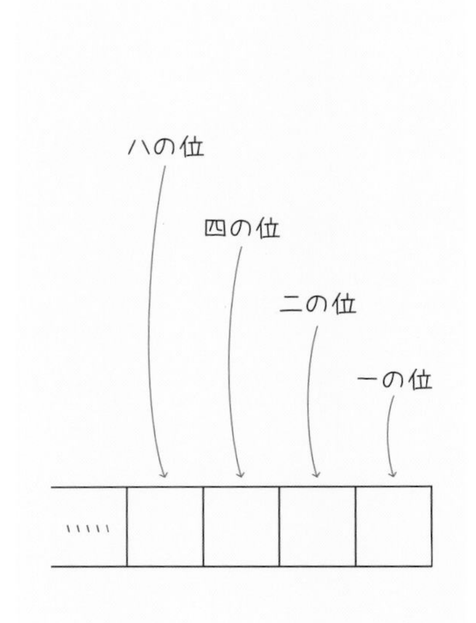

図6 2進法の位取り

10進法	2進法
0	0
1	1
2	10
3	11
4	100
5	101
6	110
7	111
8	1000
9	1001
10	1010

表1 10進法と2進法の比較

日常では10進法を使う。

$$123 = 1 \times 10^2 + 2 \times 10^1 + 3$$

電子機器では2進法を使う。

$$101 = 1 \times 2^2 + 0 \times 2^1 + 1$$

2 節

大きい数, 小さい数

指数表示

04

指数表示を使えば数を見やすくすることができます。

数学には, できるだけシンプルに見やすくする, というポリシーがあります。数も, 分かりやすく表示して, ミスや見間違いをなくすようにします。

例えば,

$$2000000000$$

の場合,「ゼロがいくつあるか? 8個かな? おっと間違えた, 9個だ!」と混乱してしまいます。そこで, この数字は

$$2 \times 10^9$$

と表します。

つまり,

$$10 \times 10 \times 10 \times 10 \times 10 \times 10 \times 10 \times 10 \times 10 \text{(10を9回掛ける)}$$

を10^9と表すのです。

ある数aをn回掛けることをa^nと表します。つまり,

$$a \times a \times \cdots\cdots \times a = a^n$$

です。この表現をaの**累乗**(るいじょう)といいます。nのことを**指数**(しすう)といいます。

指数には

$$a^n \times a^m = a^{n+m} \quad \cdots\cdots\cdots ①$$

$$a^n \div a^m = a^{n-m} \quad \cdots\cdots\cdots ②$$

$$a^0 = 1 \quad \cdots\cdots\cdots\cdots\cdots\cdots\cdots ③$$

$$(a^b)^c = a^{b \times c} \quad \cdots\cdots\cdots\cdots ④$$

という性質があります。

式①と②については具体例で確認しておきましょう。

式①は

$$3^2 \times 3^5$$
$$= 3\times3\times3\times3\times3\times3\times3 = 3^7$$

ですから，指数部分が足し算になるのです。

式②は

$$3^7 \div 3^2$$
$$= \frac{3\times3\times3\times3\times3\times3\times3}{3\times3} = 3\times3\times3\times3\times3 = 3^5$$

ですから，指数部分が引き算になるのです。

割り算についてはp.24
で説明します。

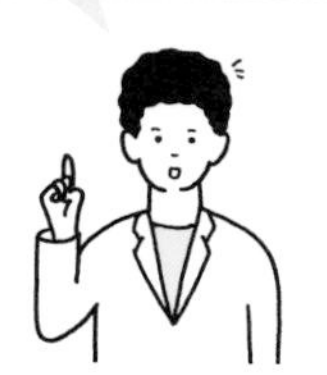

また，

$$3^2 \div 3^7$$
$$= \frac{3\times3}{3\times3\times3\times3\times3\times3\times3} = \frac{1}{3\times3\times3\times3\times3} = 3^{-5}$$

となります。指数が負の数になっています。

このことから，

$$a^{-n} = \frac{1}{a^n}$$

が成立することが分かります。

例えば，

$$10^{-1} = \frac{1}{10^1} = 0.1$$
$$10^{-2} = \frac{1}{10^2} = 0.01$$
$$10^{-3} = \frac{1}{10^3} = 0.001$$
……

となります。

$10^{-2} = \frac{1}{100} = 0.01$
$10^{-3} = \frac{1}{1000} = 0.001$

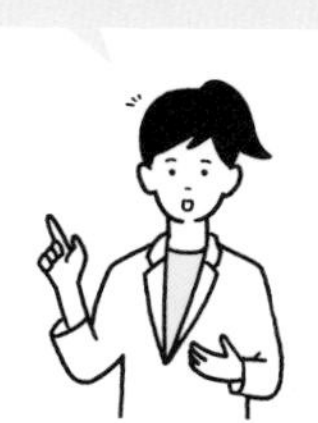

この関係を使えば，小さい数もシンプルに見やすくなります。

例えば,

$$0.000000002 = 2 \times 10^{-9}$$

となります。

大きい数も，あるいは小さい数も，統一して見やすくするために規則が作られています。一の位にゼロ以外の数字を置き，他の数字は小数点以下の位にして指数表示するのです。

例えば,

$$\left.\begin{array}{l} 123 = 1.23 \times 10^{2} \\ 0.0045 = 4.5 \times 10^{-3} \\ 602214085700000000000000 = 6.022140857 \times 10^{23} \end{array}\right\} \cdots\cdots ⑤$$

のように表すのです。

式⑤の一番最後の大きな数はアボガドロ数とよばれるものです。この数については2章の「モル，アボガドロ数」(p.66)で説明します。

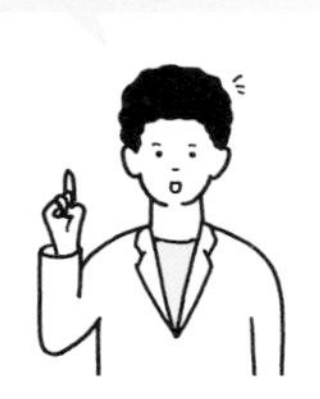

指数の公式

$$a^{n} \times a^{m} = a^{n+m}$$
$$a^{n} \div a^{m} = a^{n-m}$$
$$a^{0} = 1$$
$$(a^{b})^{c} = a^{b \times c}$$

Column ▶ 接頭語について

普段，何気なく

“駅から病院までは3キロメートルある”

“この検査装置の高さは1メートルだ”

“赤血球の直径は7マイクロメートルである”

というような言い方をします。

メートルはSI単位系の長さの単位ですが，キロやマイクロは，大きなメートルや小さなメートルを表すときの接頭語です。

一般に，大きい数字や小さい数字を表すとき，次の接頭語を使います。

名称	記号	大きさ
クエタ(quetta)	Q	10^{30}
ロナ(ronna)	R	10^{27}
ヨタ(yotta)	Y	10^{24}
ゼタ(zetta)	Z	10^{21}
エクサ(exa)	E	10^{18}
ペタ(peta)	P	10^{15}
テラ(tera)	T	10^{12}
ギガ(giga)	G	10^{9}
メガ(mega)	M	10^{6}
キロ(kilo)	k	10^{3}
ヘクト(hecto)	h	10^{2}
デカ(deca)	da	10

名称	記号	大きさ
デシ(deci)	d	10^{-1}
センチ(centi)	c	10^{-2}
ミリ(milli)	m	10^{-3}
マイクロ(micro)	μ	10^{-6}
ナノ(nano)	n	10^{-9}
ピコ(pico)	p	10^{-12}
フェムト(femto)	f	10^{-15}
アト(atto)	a	10^{-18}
ゼプト(zepto)	z	10^{-21}
ヨクト(yocto)	y	10^{-24}
ロント(ronto)	r	10^{-27}
クエクト(quecto)	q	10^{-30}

指数と対数

05

非常に大きい数，非常に小さい数を見やすくするには対数が便利です。

ある数xが，指数の形で　$x=a^y$ と表されるとします。この指数部分yに注目して，$y=\log_a x$　と書くとき，yのことを，aを**底**(てい)とするxの**対数**(たいすう)といいます。xのことを，yの**真数**(しんすう)といいます。

aは，1ではない正の数，という条件がつきます。

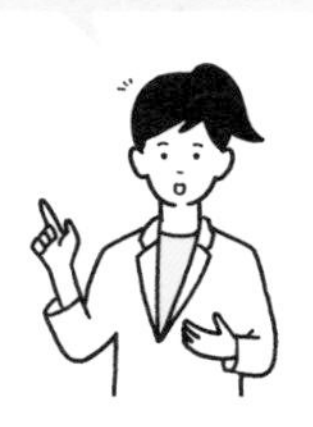

つまり

$$x=a^y \longleftrightarrow y=\log_a x$$

という表裏の関係なのです。

とくによく使われるのは10を底とした対数です。この対数のことを**常用対数**(じょうようたいすう)といいます。常用するので底の10を省略することもあります。

何のために対数が使われるのでしょうか。

例えば，1時間ごとに2倍に増える細菌の個数は，

$$\left.\begin{array}{ll} 1\text{時間後}: & 2^1 = 2\,(\text{個}) \\ 10\text{時間後}: & 2^{10} = 1024\,(\text{個}) \\ 20\text{時間後}: & 2^{20} = 1048576\,(\text{個}) \\ 30\text{時間後}: & 2^{30} = 1073741824\,(\text{個}) \end{array}\right\} \cdots\cdots\cdots ①$$

となります。もし右辺の数字だけしか示されていないとしたら，一見しただけでは何だかよく分からない数ですよね。そこで，各数字について，2を底にした対数を作ると，

$$\left.\begin{array}{l} \log_2 2 = 1 \\ \log_2 1024 = 10 \\ \log_2 1048576 = 20 \\ \log_2 1073741824 = 30 \end{array}\right\} \cdots\cdots\cdots ②$$

となり，2^1，2^{10}，2^{20}，2^{30} と規則正しく並んでいる数であることが分かるわ

けです。式①と式②は表裏の関係にあるのです。

このように，対数は非常に大きな数，非常に小さな数を見やすくするために使われます。

1と10の間隔，10と100の間隔，100と1000の間隔，…はものすごく異なります。これを見やすく同一間隔にするのにも対数を使います。

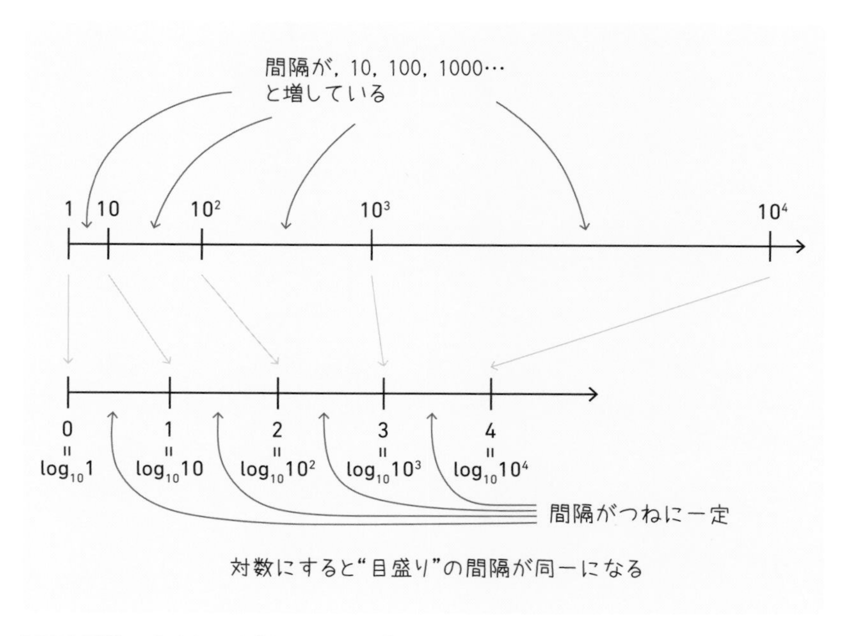

図7 対数にすると“目盛り”の間隔が同一になる

指数と対数

$$x = a^y \longleftrightarrow y = \log_a x$$

四則の意味

06

足し算，引き算，掛け算，割り算をまとめて四則といいます。

足し算，引き算，掛け算，割り算，つまり加減乗除をまとめて**四則**(しそく)といいます。

記号	＋	−	×	÷
よび方	足し算	引き算	掛け算	割り算
堅いよび方	加算	減算	乗算	除算
計算結果のよび方	和	差	積	商

表2 四則の名前

足し算は，加え合わせる，寄せ合わせる，ということです。

例えば，

- 2＋3＝5
- 27＋38＝65

㋑ 一の位の計算　7＋8＝15
㋺ 5を一の位に書く
㋩ 15の10は十の位へとっておく
㋥ 十の位の計算　2＋3＝5
㋭ ㋩の数字を加える　5＋1＝6
㋬ ㋭の数字を十の位に書く

となります。

引き算は，一部を取り除く，差を求める，ということです。

例えば，

- 5－3＝2
- 65－38＝27

㋑　一の位を見る　5－8
㋺　65の十の位から1もってくる
㋩　だから十の位は5になる
㋥　一の位は15－8となる
㋭　15－8＝7，これを一の位に書く
㋬　㋩なので十の位は5－3
㋣　5－3＝2，これを十の位に書く

となります。

掛け算は，ある回数だけ加え合わせる，ということです。

例えば，

- 2×3＝6
- 78×52＝4056
- 15000×300

大きい数の計算では0をとって計算し，あとで0をつけ加える
㋑　0をとると（5個とった）
　15×3＝45
㋺　0を5個つけ加える
　45 → 4500000
よって　15000×300＝4500000

となります。

割り算は，分割する，ということです。

例えば，

- 6÷3＝2
- 4056÷52＝78
- 15000÷300＝50

大きい数の計算では，両方から同じ数だけ0をとって計算する
㋑　割られる数には0が3個ある
㋺　割る数には0が2個ある
㋩　両方から0を2個とる
　150÷3
㋥　これを計算する
　150÷3＝50

となります。

加減乗除（足し算，引き算，掛け算，割り算）をまとめて四則という。いちばん基本的な計算が四則である。

1 節

加減乗除

07 四則の計算順序

四則の計算は順序が決められています。

足し算と引き算だけの計算では，左から順番に計算します。

例えば，

- $2+3+4$ ← 2 + 3 を計算する
  $=5+4$
  $=9$
- $5+6-7$ ← 5 + 6 を計算する
  $=11-7$
  $=4$

となります。

掛け算と割り算だけの計算では，左から順番に計算します。

例えば，

- $2\times3\times4$ ← 2 × 3 を計算する
  $=6\times4$
  $=24$
- $10\div2\times3$ ← 10 ÷ 2 を計算する
  $=5\times3$
  $=15$

となります。

足し算，引き算，掛け算，割り算が入っている場合は，掛け算と割り算を優先して計算します。

例えば，

- $2+3\times4$ ← 3 × 4 を計算する
  $=2+12$

$=14$

となります。

四則が多数混在していても規則は同じです。

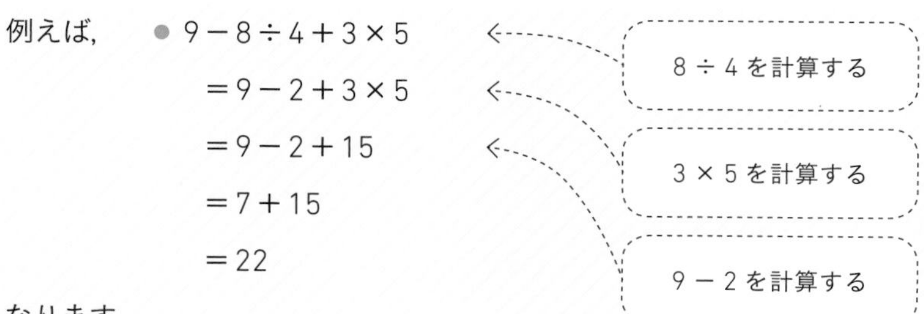

例えば，● $9-8\div4+3\times5$

$=9-2+3\times5$

$=9-2+15$

$=7+15$

$=22$

となります。

かっこがある場合には，かっこ内を優先して計算します。かっこ内は，四則の計算規則どおりの順序で計算します。

例えば，● $(2+3)\times4$　← かっこ内の 2 ＋ 3 を計算する

$=5\times4$

$=20$

● $-1+5\times(7-6\div2)$　← かっこ内の 6 ÷ 2 を計算する

$=-1+5\times(7-3)$　← かっこ内の 7 − 3 を計算する

$=-1+5\times4$　← 5 × 4 を計算する

$=-1+20$

$=19$

となります。

四則の計算順序

左から順に。
掛け算と割り算を先に。
かっこがある場合は，その中を先に。

1 節

加減乗除

08 縦書きでの足し算, 引き算の計算

縦書きで足し算をするときは, 位取りの位置をそろえて繰り上がりを使います。
縦書きで引き算をするときは, 位取りの位置をそろえて繰り下がりを使います。

足し算は, 位取りをそろえて書きます。それぞれの位で足し算を行います。足した数が10以上になったら**繰り上がり**をします。

例えば,

- $$\begin{array}{r} 2 \\ +\ 3 \\ \hline 5 \end{array}$$

- $$\begin{array}{r} 27 \\ +\ 38 \\ \hline 65 \end{array}$$

㋑ 一の位の計算 $\begin{array}{r} 7 \\ +\ 8 \\ \hline 15 \end{array}$

㋺ 1はとっておく

㋩ 十の位の計算 $\begin{array}{r} 2\square \\ +\ 3\square \\ \hline 5\ \ \end{array}$

㋥ ㋩の数字5に㋺の数字1を足して6

となります。

引き算は, 位取りをそろえて書きます。それぞれの位で引き算を行います。それぞれの位で引けないときは，上の位の数字から1を借りてきます。これを**繰り下がり**といいます。

例えば,

- $$\begin{array}{r} 5 \\ -\ 3 \\ \hline 2 \end{array}$$

- $$\begin{array}{r} 95 \\ -\ 38 \\ \hline 57 \end{array}$$

㋑ 一の位

$$\begin{array}{r} 5 \\ -\ 8 \\ \hline \end{array}$$

㋺ 95の十の位から1もってくる

㋩ だから十の位は8になる

十の位 $\begin{array}{r} 8\square \\ -\ 3\square \\ \hline \end{array}$　一の位 $\begin{array}{r} 15 \\ -\ 8 \\ \hline \end{array}$

㊁ ㋩のそれぞれを計算する

十の位 $\begin{array}{r} 8\square \\ -\ 3\square \\ \hline 5 \end{array}$　一の位 $\begin{array}{r} 15 \\ -\ 8 \\ \hline 7 \end{array}$

となります。

位取りの位置をそろえる。
足し算では繰り上がりが必要な場合がある。
引き算では繰り下がりが必要な場合がある。

ステップ1　基礎の計算

09 掛け算の計算

縦書きで掛け算をするときは，右側をそろえて計算し，小数点を調整します。

掛け算は，次のように計算します。

例えば，

```
    2 3
×   4 5
-------
```

```
    2 3      <----- 23 × 5 を計算する
×   4 5
-------
  1 1 5
```

```
    2 3      <----- 23 × 4 を計算する
×   4 5             4 は十の位の数だから
-------             十の位から書く
  1 1 5
  9 2
```

```
    2 3
×   4 5
-------
  1 1 5      <----- 115 と 92 を加える
  9 2
-------
1 0 3 5
```

となります。

小数点がある場合は，まず，小数点がないとして計算します。その後，小数点より下の数字の個数だけ小数点を左にずらします。

例えば，

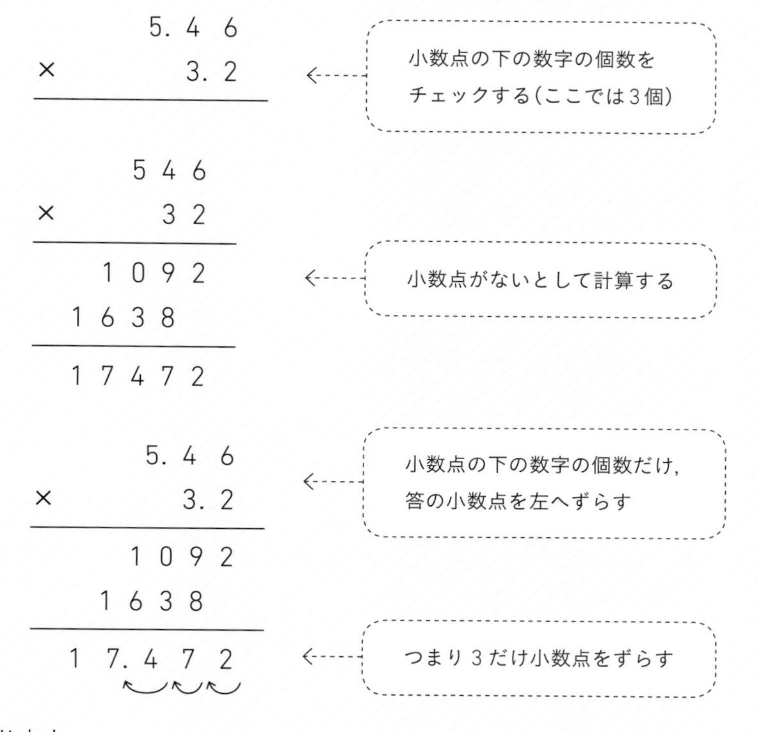

となります。

右側をそろえて掛け算をする。
小数点がある場合は，小数点より下の数字の個数だけ，小数点を左にずらす。

1 節
加減乗除

割り算の計算

10

いちばん位の大きい数字から順に割り，小数点がある場合は，調整します。

割り算は，次のように計算します。

割る数に小数点がある場合は，割る数，割られる数の小数点を同時に右へ移動し，割る数から小数点を除きます。

例えば，

割る数 → 2.1) 74.34 ← 割られる数

2.1 ⟶ 21
74.34 ⟶ 743.4

← 割る数で，小数点を右にずらして整数にする（ここでは1回ずらす）
割られる数も同じだけ小数点をずらす

21) 743.4 ← 割り算を行う

```
      3
21 ) 743.4
     63
```

← 74 を 21 で割る

```
      3
21 ) 743.4
     63
     ----
     11
```

← 74 − 63

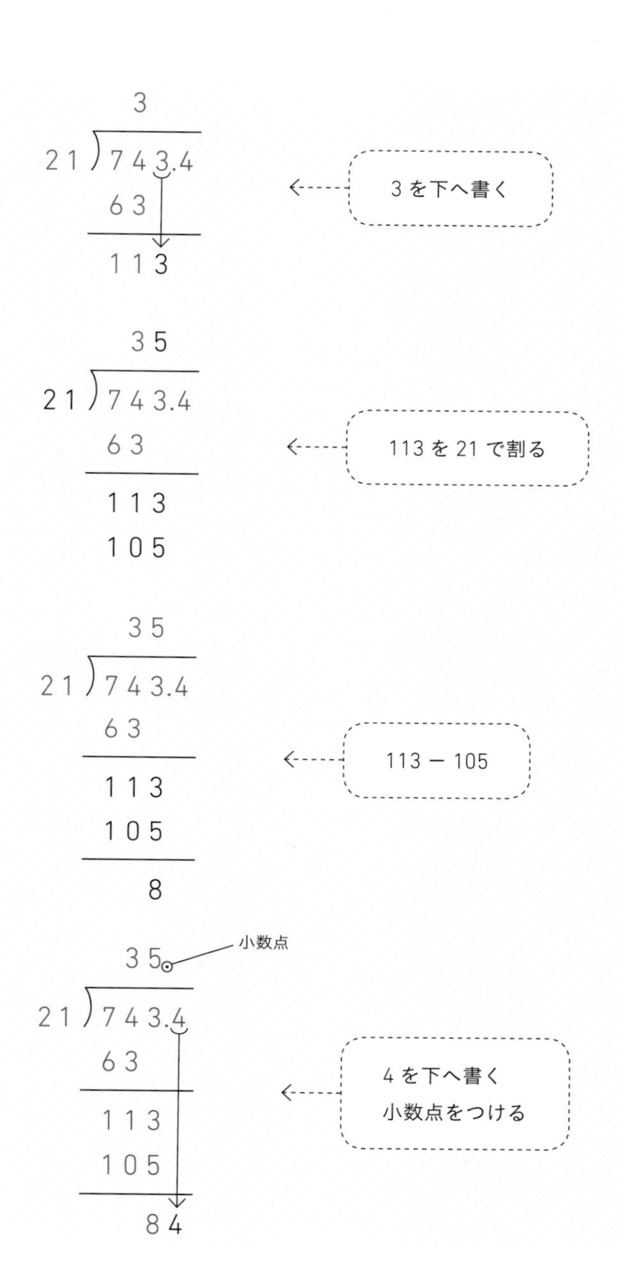
3
21)743.4
63
113
3を下へ書く
35
21)743.4
63
113
105
113を21で割る
35
21)743.4
63
113
105
8
113 − 105
35.
21)743.4
63
113
105
84
小数点
4を下へ書く
小数点をつける

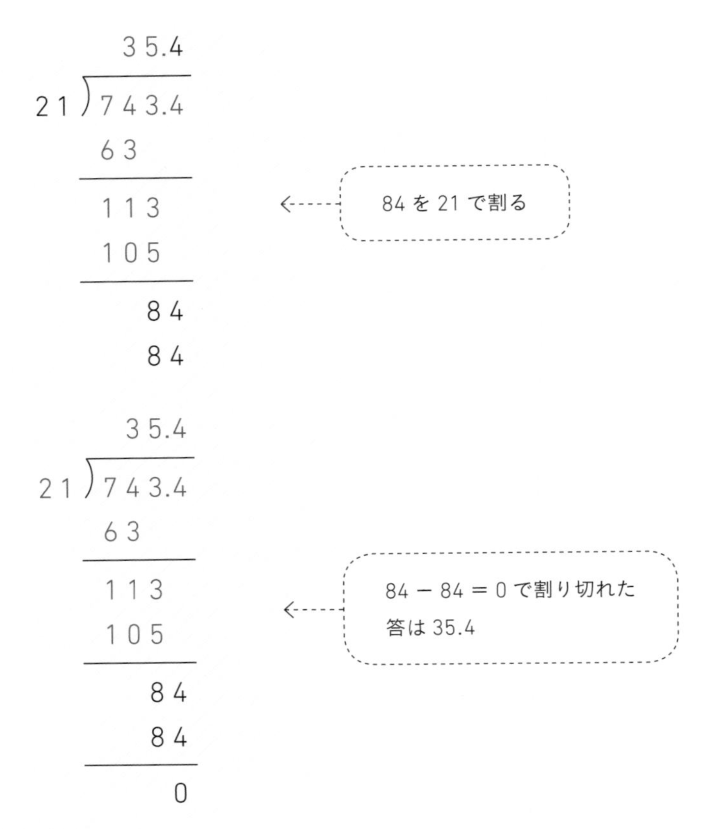

となります。

割る数より割られる数が小さい場合は，答の一の位をゼロとし，小数点以下で計算します。

例えば，

$4\overline{)3}$

$\begin{array}{r} 0 \\ 4\overline{)3} \end{array}$ ←答の一の位に 0 を書く

$\begin{array}{r} 0. \\ 4\overline{)3.0} \end{array}$ ←割られる数の小数点以下に 0 を書く

```
      0.7
4 ) 3.0
    2 8
```

← 30 を 4 で割る

```
      0.7
4 ) 3.0
    2 8
    ───
      2
```

← 30 − 28

```
      0.7
4 ) 3.00
    2 8
    ────
     20
```

← さらに 0 を書く

```
      0.75
4 ) 3.00
    2 8
    ────
     20
     20
```

← 20 を 4 で割る

```
      0.75
4 ) 3.00
    2 8
    ────
     20
     20
    ────
      0
```

← 20 − 20 = 0 で割り切れた
答は 0.75

となります。

割る数の位の大きい方から割っていく。
割る数に小数点がある場合は，割る数が整数になるまで，小数点を右にずらす。

1 節

加減乗除

11 分数の計算

分数の足し算，引き算では，分母を同じにして，分子だけを足したり引いたりします。
掛け算は，分子どうし，分母どうしで掛け算をします。
割り算は，割る数を逆にして掛け算をします。

分数の足し算，引き算は，分母を同じにして，分子だけを足したり引いたりします。分母が違う分数は足し算，引き算ができません。

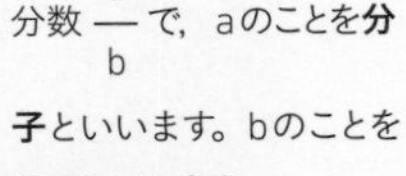

分数 $\frac{a}{b}$ で，aのことを**分子**といいます。bのことを**分母**といいます。

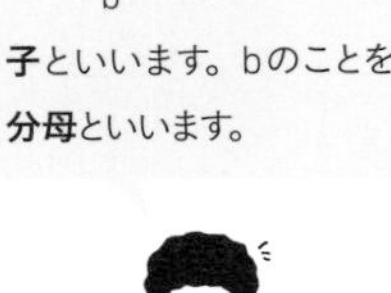

例えば，**分母が同じとき：**

$$\frac{1}{7}+\frac{2}{7}=\frac{1+2}{7}=\frac{3}{7}$$

分子だけを足す

となります。

例えば，**分母が異なるとき：**

$$\frac{2}{3}+\frac{1}{7}$$

$$=\frac{2\times 7}{3\times 7}+\frac{1\times 3}{7\times 3}$$

分母をそろえる。この式では21にそろえるために $\frac{2}{3}$ の分子・分母に7を $\frac{1}{7}$ の分子・分母に3を掛ける

$$=\frac{14}{21}+\frac{3}{21}$$

分母が同じになった

$$=\frac{14+3}{21}$$

$$=\frac{17}{21}$$

となります。

分数の掛け算は，分子どうし，分母どうしを掛け算します。

例えば，

$$\frac{2}{3} \times \frac{5}{7}$$

$$= \frac{2 \times 5}{3 \times 7}$$ ←分子どうし，分母どうしを掛ける

$$= \frac{10}{21}$$

となります。

分数の割り算は，割る数を逆にして掛け算をします。

例えば，

割られる数 ↘ 割る数 ↙

$$\frac{2}{3} \div \frac{5}{7}$$

$$= \frac{2}{3} \times \frac{7}{5}$$ ←割る数を，分子・分母逆にして掛ける

$$= \frac{2 \times 7}{3 \times 5}$$

$$= \frac{14}{15}$$

となります。

分数では，分子・分母に同じ数を掛けても，同じ数で割っても意味は同じです（分数の値は同じです）。このことから，“分数の割り算は，割る数を逆にして掛け算をすればいい”という性質が出るのです。つまり，次のようになるのです。

$$\frac{b}{a} \div \frac{d}{c}$$

$$= \frac{\frac{b}{a}}{\frac{d}{c}}$$ ←分数の形にする

分母の $\frac{d}{c}$ を簡単にする $\frac{c}{d}$ を掛ければ $\frac{d}{c} \times \frac{c}{d} = 1$ と簡単になる

$$= \frac{\frac{b}{a} \times \frac{c}{d}}{\frac{d}{c} \times \frac{c}{d}}$$

分子・分母に $\frac{c}{d}$ を掛ける

$$= \frac{\frac{b}{a} \times \frac{c}{d}}{1}$$

$$= \frac{b}{a} \times \frac{c}{d}$$ ←

$\frac{d}{c}$ を逆にした掛け算になっている

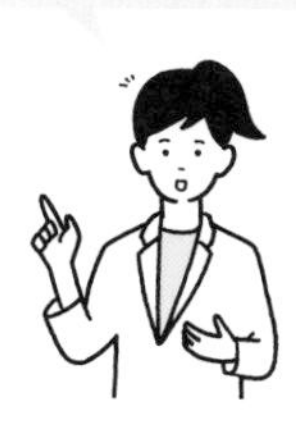

足し算，引き算は，分母を同じにして計算する。掛け算は，分子どうし，分母どうしで掛け算をする。割り算は，割る数を逆にして掛け算をする。

ステップ 1 基礎の計算

練習問題 1

問 1
(p.8)

10進法で表した次の数を2進法にしなさい。

[1]　4
[2]　5
[3]　9

問 2
(p.8)

2進法で表した次の数を10進法にしなさい。

[1]　10
[2]　11
[3]　101

問 3
(p.10)

次の数字を10の累乗の形で表しなさい。

(数字の意味はかっこに書いてあります。ここは累乗の練習ですので，それぞれの単位は不問にします。)

[1]　1000000000000000000 (X線の周波数　Hz)
[2]　0.000015 (白血球の直径　m)
[3]　0.000000000000086 (赤血球の容積　L)

問 4
(p.14)

次の指数の式を対数の式にしなさい。

[1]　$2^3 = 8$
[2]　$10^4 = 10000$
[3]　$10^{-2} = 1/100$
[4]　$4^0 = 1$

問 5 (p.18)

次の計算をしなさい。

[1]　$2+3+4$

[2]　$2-3-4$

[3]　$2+3\times4$

[4]　$-2\times3-4$

[5]　$5\times(6-7)$

[6]　$2\times3+(8-2)\div2$

[5]　$980\div(9+1)\times(15-8)$

問 6 (p.22,24)

次の計算をしなさい。

[1]　38×46

[2]　453×21

[3]　6.25×4.3

[4]　0.17×0.24

[5]　$279\div9$

[6]　$325\div13$

[7]　$41.04\div9$

[8]　$0.255\div3.75$

問 7 (p.28)

次の計算をしなさい。

[1]　$\frac{1}{7}+\frac{3}{7}$

[2]　$\frac{1}{3}+\frac{1}{2}$

[3]　$\frac{1}{3}+\frac{2}{9}$

[4]　$\frac{2}{7}-\frac{3}{5}$

[5]　$\frac{2}{7}\times\frac{3}{5}\times\frac{9}{11}$

[6]　$6\div\frac{3}{7}$

[7]　$\frac{3}{7}\div\frac{5}{12}\times\frac{4}{9}$

[解答・解説]

問 1

[1] **100**

10進法は，10ごとに位を上げる数の表記法です。一般には

$a_n \times 10^n +$ …… $+ a_2 \times 10^2 + a_1 \times 10^1 + a_0 \times 10^0$

と書けます。a_n，a_2　などは，0から9までの数のどれかです。
また$10^0 = 1$　です。

ですから，4は10進法で，

$4 = \quad 4 \times 10^0$

と書けます。$a_0 = 4$　なのです。

2進法は，2ごとに位を上げる数の表記法です。一般には

$b_n \times 2^n +$ …… $+ b_2 \times 2^2 + b_1 \times 2^1 + b_0 \times 2^0$

と書けます。b_n，b_2　などは，0か1の数のどちらかです。
また$2^0 = 1$　です。

10進法の4という数は　$2^2 = 1 \times 2^2$　ですから，

$4 \quad = \quad b_2 \times 2^2 + b_1 \times 2^1 + b_0 \times 2^0$

（注：左辺は10進法，右辺は2進法です）

にあてはめると，$b_2 = 1$，$b_1 = 0$，$b_0 = 0$，となります。

つまり，4を2進法で表すと　100　となります。

[2] **101**

10進法の5という数は　$5 = 4 + 1$です。

4を2進法で表すと

$4 \quad = \quad 1 \times 2^2 + 0 \times 2^1 + 0 \times 2^0$

（注：左辺は10進法，右辺は2進法です）

となります。

また，1を2進法で表すと

$1 \quad = \quad 1 \times 2^0$

（注：左辺は10進法，右辺は2進法です）

となります。

したがって，5を2進法で表すと

$5 \quad = \quad 4 + 1 \quad = \quad 1 \times 2^2 + 0 \times 2^1 + 1 \times 2^0$

（注：左辺，中辺は10進法，右辺は2進法です）

となります。

つまり，5を2進法で表すと　101　となります。

[3] **1001**

10進法の9という数は　$9 = 8 + 1$です。

8を2進法で表すと

$8 \quad = \quad 1 \times 2^3 + 0 \times 2^2 + 0 \times 2^1 + 0 \times 2^0$

（注：左辺は10進法，右辺は2進法です）

となります。

また，1を2進法で表すと

$1 \quad = \quad 1 \times 2^0$

（注：左辺は10進法，右辺は2進法です）

となります。

したがって，9を2進法で表すと，

$9 \quad = \quad 8 + 1 \quad = \quad 1 \times 2^3 + 0 \times 2^2 + 0 \times 2^1 + 1 \times 2^0$

（注：左辺，中辺は10進法，右辺は2進法です）

となります。

つまり，9を2進法で表すと　1001　となります。

問 2

[1] **2**

2進法は，2ごとに位を上げる数の表記法です。一般には

$b_n \times 2^n +$ …… $+ b_2 \times 2^2 + b_1 \times 2^1 + b_0 \times 2^0$

と書けます。b_n，b_2　などは，0か1の数のどちらかです。
また$2^0 = 1$　です。

問題は　10　ですから，

$1 \times 2^1 + 0 \times 2^0$

ということです。これを計算すれば　2　になります。

[2] **3**

問題は　11　ですから，

$1 \times 2^1 + 1 \times 2^0$

ということです。これを計算すれば　3　となります。

[3] **5**

問題は　101　ですから，

$1 \times 2^2 + 0 \times 2^1 + 1 \times 2^0$

ということです。これを計算すれば　5　となります。

念のため，10進法と2進法の数字を対比させた表を下に記します。

10 進法	2 進法
0	0
1	1
2	10
3	11
4	100
5	101
6	110
7	111
8	1000
9	1001
10	1010

問 3

[1] **1×10^{17}**

簡単な例で練習してみましょう。

50は，5の後にゼロが1個あるので

$50 \quad = \quad 5 \times 10^1$　　となります。

500は，5の後にゼロが2個あるので

$50 \quad = \quad 5 \times 10^2$　　となります。

この問題では，1の後にゼロが17個あるので，

$100000000000000000 \quad = \quad 1 \times 10^{17}$

となります。

[2] **1.5×10^{-5}**

簡単な例で練習してみましょう。

$0.05 = 5\times10^{-2}$

ですが，これは

0.05

↓ 小数第二位に，初めて0でない数（ここでは5）が現れる

0.05 ⟶ 5.

↓ 小数点を2回右へずらすと，0でない数の前に0がなくなる

5×10^{-2} ← 10^{-2}ということ

ということです。

ですから，この問題の場合は

0.000015

↓ 小数第五位に，初めて0でない数（ここでは1）が現れる

0.000015 ⟶ 1.5

↓ 小数点を5回右へずらすと，0でない数の前に0がなくなる

1.5×10^{-5} ← 10^{-5}ということ

となります。

[3] **8.6×10^{-14}**

0.000000000000086

↓ 小数第十四位に，初めて0でない数（ここでは8）が現れる

0.000000000000086

↓ 小数点を14回右へずらすと，0でない数の前に0がなくなる

8.6×10^{-14} ← 10^{-14}ということ

問4 指数と対数の間には，

$x=a^y \Leftrightarrow y=\log_a x$

という関係があります。

この関係で数字を動かせば，次のようになります。

[1] **$\log_2 8=3$**

[2] **$\log_{10}10000=4$**

[3] **$\log_{10}(1/100)=-2$**

[4] **$\log_4 1=0$**

問5

[1] **9**

2＋3＋4 ← 2＋3を計算します

＝5＋4

＝9

[2] **−5**

2−3−4 ← 2−3を計算します

＝−1−4

＝−5

[3] **14**

2＋3×4 ← 掛け算の3×4を計算します

＝2＋12

＝14

[4] **−10**

−2×3−4 ← 掛け算の−2×3を計算します

＝−6−4

＝−10

[5] **−5**

5×(6−7) ← かっこの中の6−7を計算します

＝5×(−1)

＝−5

[6] **9**

2×3＋(8−2)÷2 ← かっこの中の8−2を計算します

＝2×3＋6÷2 ← 掛け算の2×3を計算します

＝6＋6÷2 ← 割り算の6÷2を計算します

＝6＋3

＝9

[7] **686**

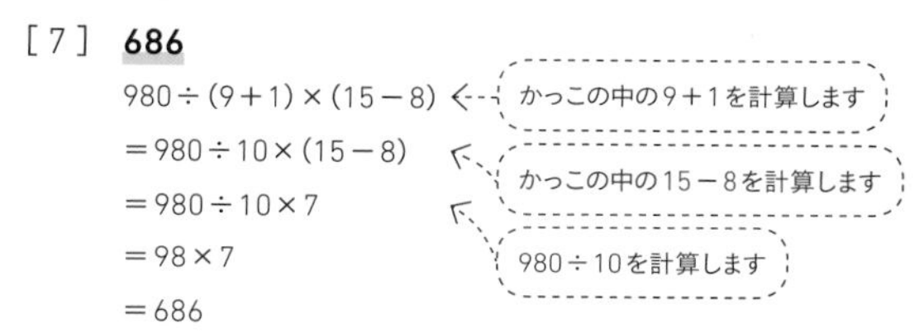

980÷(9＋1)×(15−8) ← かっこの中の9＋1を計算します

＝980÷10×(15−8) ← かっこの中の15−8を計算します

＝980÷10×7 ← 980÷10を計算します

＝98×7

＝686

問6

[1]

```
    3 8
×   4 6
-------
  2 2 8
```
← 38×6を計算します

```
    3 8
×   4 6
-------
  2 2 8
1 5 2
```
← 38×4を計算し，十の位の所に書きます

```
    3 8
×   4 6
-------
  2 2 8
1 5 2
-------
1 7 4 8
```
← 228と152を，たてに並んでいる場所で足し算します

1748

[2]

```
  4 5 3
×   2 1
-------
  4 5 3
```
← 453×1を計算します

```
    4 5 3
×     2 1
─────────
    4 5 3
  9 0 6
```
← 453×2を計算し，十の位の所に書きます

```
    4 5 3
×     2 1
─────────
    4 5 3
  9 0 6
─────────
  9 5 1 3
```
← 453と906を，たてに並んでいる場所で足し算します

9513

[3]

```
    6.2 5
×     4.3
─────────
  1 8 7 5
```
← とりあえず小数点は無視して，625×3を計算します

```
    6.2 5
×     4.3
─────────
  1 8 7 5
2 5 0 0
```
← 625×4を計算し，十の位の所に書きます

```
    6.2 5
×     4.3
─────────
  1 8 7 5
2 5 0 0
─────────
2 6 8 7 5
```
← 1875と2500を，たてに並んでいる場所で足し算します

```
    6.2 5
×     4.3
─────────
  1 8 7 5
2 5 0 0
─────────
2 6.8 7 5
```
← 6.25には小数点以下に数字が2個あります。4.3には小数点以下に数字が1個あります。合計3個です。それで，最後の答の小数点以下の数字を3個にします。つまり，26.875とするのです

26.875

[4]

```
    0.1 7
×   0.2 4
─────────
      6 8
```
← とりあえず小数点と左側の0は無視して17×4を計算します

```
    0.1 7
×   0.2 4
─────────
      6 8
    3 4
```
← 17×2を計算し，十の位の所に書きます

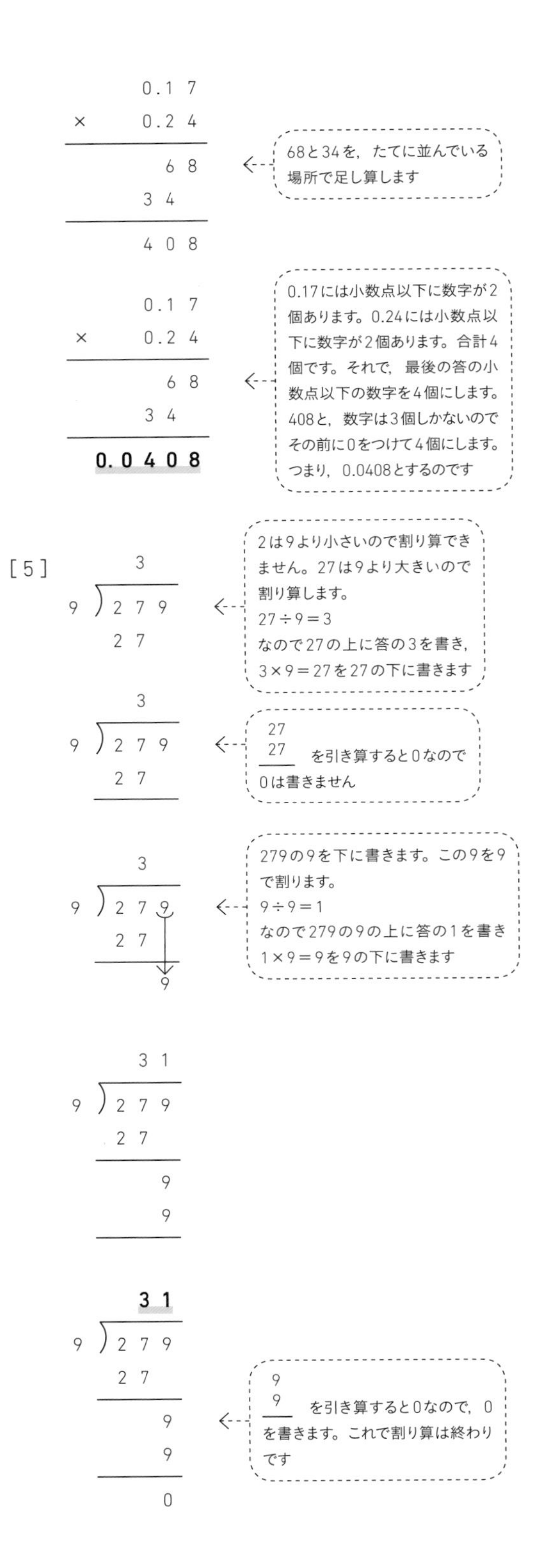

[6]

13) 325 → 2, 26

32は13より大きいので割り算します。32÷13＝2…6
なので32の上に答の2を書き
2×13＝26を32の下に書きます

13) 325 → 2, 26, 6

32
26
を引き算すると6なので
6を書きます

13) 325 → 2, 26, 65

325の5を下に書きます

13) 325 → 25, 26, 65, 65

65を13で割ります。
65÷13＝5
なので325の5の上に答の5を書き
5×13＝65を65の下に書きます

13) 325 → **25**, 26, 65, 65, 0

65
65
を引き算すると0なので，
0を書きます。これで割り算は終わりです

[7]

9) 41.04 → 4, 36

41を9で割ります。
41÷9＝4…5
なので41の上に答の4を書き
4×9＝36を41の下に書きます

9) 41.04 → 4, 36, 5

41
36
を引き算すると5なので
5を書きます

9) 41.04 → 4, 36, 50

41.0の0を下に書きます

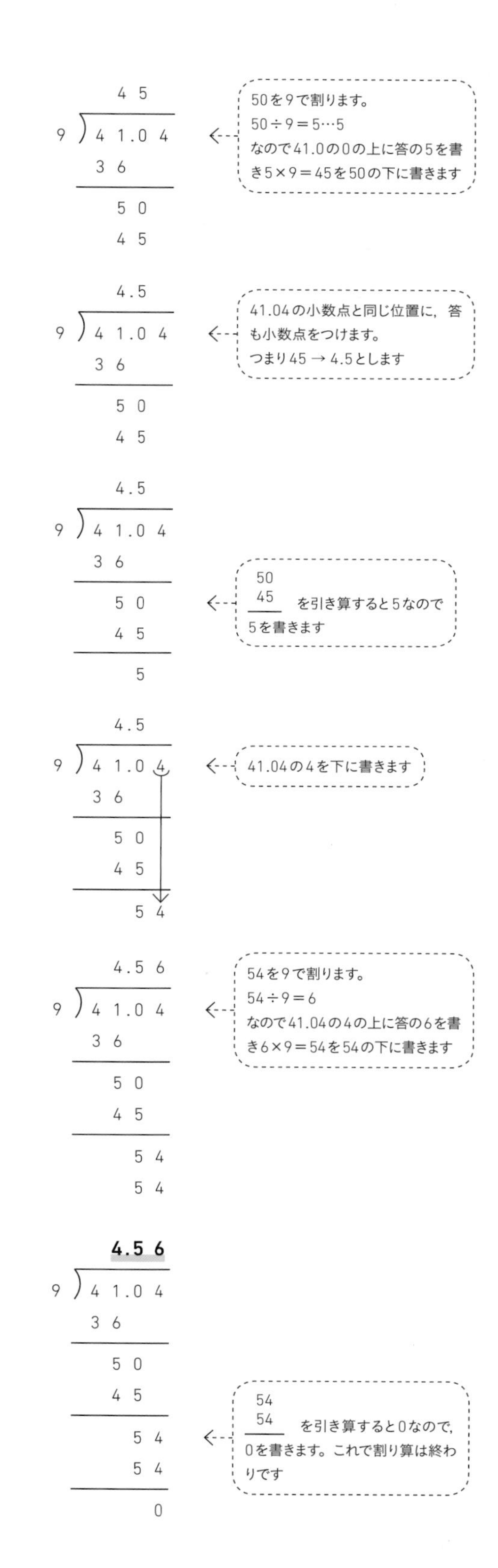

[8] $3.75\overline{)0.255}$

割る数から小数点をとり整数にします。この場合右へ2つずらせば（つまり100倍）小数点はなくなります。
3.75 → 375
同じだけ（つまり右へ2つ）割られる数の小数点をずらします。
0.255 → 25.5

$375\overline{)25.5}$

小数点を無視した255
25.5 → 255
は375で割れません。そこで0を書いて2550とします。
255 → 2550

$375\overline{)25.50}$

$375\overline{)25.50}$ 商 6、下に 2250

2550を375で割ります。2550÷375＝6…300なので0の上に答の6を書き6×375＝2250を25.50の下に書きます

$375\overline{)25.50}$ 商 0.06、下に 2250

25.5の小数点に合わせて答の6を0.06とします。
6→0.06

$375\overline{)25.50}$ 商 0.06、2250、差 300

小数点を無視して
$$\begin{array}{r}2550\\ -\ 2250\\ \hline\end{array}$$
を引き算すると300なので300を書きます

$375\overline{)25.500}$ 商 0.06、2250、0を下ろして 3000

300は375で割れません。そこで0を書いて3000とします

$375\overline{)25.500}$ 商 0.068、2250、3000、3000

3000を375で割ります。
3000÷375＝8
なので25.500の0の上に8を書きます。
8×375＝3000を3000の下に書きます

0.068

$375\overline{)25.500}$ 商 0.068、2250、3000、3000、0

$$\begin{array}{r}3000\\ -\ 3000\\ \hline\end{array}$$
を引き算すると0なので、0を書きます。
これで割り算は終わりです

問 7

[1] $\mathbf{\frac{4}{7}}$

$$\frac{1}{7}+\frac{3}{7}$$
$$=\frac{1+3}{7}=\frac{4}{7}$$

分母が同じなので分子だけを足し算します

[2] $\mathbf{\frac{5}{6}}$

$$\frac{1}{3}+\frac{1}{2}$$

分母が違うので同じにします。
$\frac{1}{3}$ の分子・分母に2を掛けます。
$\frac{1}{2}$ の分子・分母に3を掛けます。
これで、分母は両方とも6になります

$$=\frac{1\times2}{3\times2}+\frac{1\times3}{2\times3}$$
$$=\frac{2}{6}+\frac{3}{6}$$
$$=\frac{2+3}{6}=\frac{5}{6}$$

分母が同じになったので分子だけを足し算します

[3] $\mathbf{\frac{5}{9}}$

$$\frac{1}{3}+\frac{2}{9}$$
$$=\frac{1\times3}{3\times3}+\frac{2}{9}$$

分母が違うので同じにします。
$\frac{1}{3}$ の分子・分母に3を掛けます。
これで、分母は両方とも9になります

$$=\frac{3}{9}+\frac{2}{9}$$
$$=\frac{3+2}{9}=\frac{5}{9}$$

分母が同じになったので分子だけを足し算します

[4] $\mathbf{-\frac{11}{35}}$

$$\frac{2}{7}-\frac{3}{5}$$

分母が違うので同じにします。
$\frac{2}{7}$ の分子・分母に5を掛けます。
$\frac{3}{5}$ の分子・分母に7を掛けます。
これで、分母は両方とも35になります

$$=\frac{2\times5}{7\times5}-\frac{3\times7}{5\times7}$$

$= \frac{10}{35} - \frac{21}{35}$

分母が同じになったので分子だけを引き算します

$= \frac{10-21}{35} = \frac{-11}{35}$

［5］ **$\frac{54}{385}$**

$\frac{2}{7} \times \frac{3}{5} \times \frac{9}{11}$

掛け算だけですから左から順に行います

$= \left(\frac{2}{7} \times \frac{3}{5}\right) \times \frac{9}{11}$

掛け算ですから，分子どうし，分母どうしで掛け算します。
$\frac{2}{7} \times \frac{3}{5} = \frac{2 \times 3}{7 \times 5} = \frac{6}{35}$
となります

$= \frac{6}{35} \times \frac{9}{11}$

掛け算ですから，分子どうし，分母どうしで掛け算します。
$\frac{6}{35} \times \frac{9}{11} = \frac{6 \times 9}{35 \times 11} = \frac{54}{385}$
となります

$= \frac{54}{385}$

［6］ **14**

$6 \div \frac{3}{7}$

割り算ですから右側の数を，分子・分母逆にして掛け算にします

$= 6 \times \frac{7}{3}$

掛け算ですから，分子どうし，分母どうしで掛け算します。
$6 \times \frac{7}{3} = \frac{6}{1} \times \frac{7}{3}$
$= \frac{6 \times 7}{1 \times 3} = \frac{42}{3}$
となります

$= \frac{42}{3}$

この分数を簡単にします（約分）。つまり
$\frac{42}{3} = \frac{14 \times 3}{3} = 14$ となります

$= 14$

［7］ **$\frac{16}{35}$**

$\frac{3}{7} \div \frac{5}{12} \times \frac{4}{9}$

割り算と掛け算ですから左から順に計算します

$= \left(\frac{3}{7} \div \frac{5}{12}\right) \times \frac{4}{9}$

割り算ですから右側の数を分子・分母逆にして掛け算にします

$= \left(\frac{3}{7} \times \frac{12}{5}\right) \times \frac{4}{9}$

掛け算ですから，分子どうし，分母どうしで掛け算します。
$\frac{3}{7} \times \frac{12}{5} = \frac{3 \times 12}{7 \times 5} = \frac{36}{35}$
となります

$= \frac{36}{35} \times \frac{4}{9}$

掛け算ですから，分子どうし，分母どうしで掛け算します。
$\frac{36}{35} \times \frac{4}{9} = \frac{36 \times 4}{35 \times 9} = \frac{144}{315}$
となります

$= \frac{144}{315}$

この分数を簡単にします。つまり
$\frac{144}{315} \times \frac{16 \times 9}{35 \times 9} = \frac{16}{35}$
となります

$= \frac{16}{35}$

文字の使用

12

a，b，x，yなどの文字を数字の代表として数式を表現します。

一般的な数字の代表として文字を使います。

例えば，“分数の掛け算は，分子どうし，分母どうしで掛け算をする”という規則を式の形にすると，

$$\frac{b}{a} \times \frac{d}{c} = \frac{bd}{ac}$$

となります。

また，“分数の割り算は，割る数を逆にして掛け算をすればよい”という規則は，

$$\frac{b}{a} \div \frac{d}{c} = \frac{b}{a} \times \frac{c}{d} = \frac{bc}{ad}$$

となります。

このような公式に整理しておけば，複雑な関係もシンプルな形に変形できることが一目で分かります。

例えば，

$$\frac{1}{\frac{1}{a} + \frac{1}{b}}$$

$$= \frac{1}{\frac{1}{a} + \frac{1}{b}}$$ ← $\frac{1}{a} + \frac{1}{b}$ に注目

$$= \frac{1}{\frac{b}{ab} + \frac{a}{ab}}$$ ← $\frac{1}{a} + \frac{1}{b}$ の分母を同じにする

$$= \frac{1}{\frac{b + a}{ab}}$$ ← 足し算をする

$$= 1 \div \left(\frac{a + b}{ab}\right)$$ ← 割り算である

$$= 1 \times \frac{ab}{a + b}$$ ← 逆にして掛ける

のように計算をすすめ,

$$\frac{1}{\frac{1}{a} + \frac{1}{b}} = \frac{ab}{a + b}$$

と整理することができます。

見やすくシンプルにするために文字を使う。

2 節

文字の使用

平方根の計算

13

正の数aに対して，x^2＝aとなる数xを，aの平方根といいます。

ここでは，a＞0，b＞0とします。

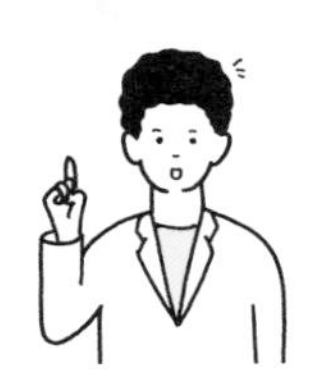

正の数aに対して，x^2＝aとなる数xを，aの**平方根**といいます。

aの平方根は（ゼロを除いて）2つあります。

その2つは，符号だけが異なります。

aの平方根の正のものを$\sqrt{a}$と表します。

したがって，もうひとつのものは$-\sqrt{a}$と表すことができます。

例えば，2乗して4になる数は，2と－2ですから，

$$\sqrt{4} = 2, \quad -\sqrt{4} = -2$$

となります。

$\sqrt{4}=2$，$\sqrt{9}=3$などと簡単になりますが，$\sqrt{2}$は簡単になりません。無理数だからです。

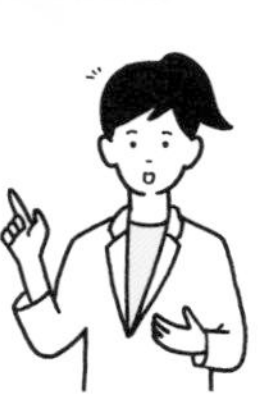

また，

$$\sqrt{0} = 0$$

です。つまり，0の平方根は0だけです。

平方根については

$$\sqrt{a}\sqrt{b}=\sqrt{ab} \ , \quad \frac{\sqrt{a}}{\sqrt{b}}=\sqrt{\frac{a}{b}}$$

という関係が成立します。

$\sqrt{a}+\sqrt{b}=\sqrt{(a+b)}$は成立しません。

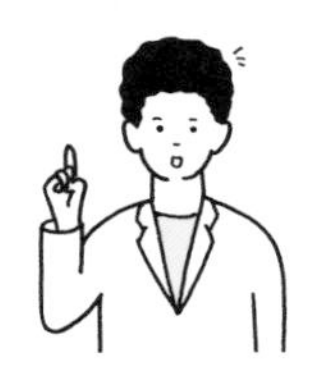

例えば，

$$\sqrt{2}\sqrt{3} = \sqrt{2\times3} = \sqrt{6}$$

となります。

また

$$\frac{\sqrt{6}}{\sqrt{8}} = \sqrt{\frac{6}{8}} = \sqrt{\frac{3}{4}} = \frac{\sqrt{3}}{\sqrt{4}} = \frac{\sqrt{3}}{2}$$

となります。

なお，この分数の場合

$$\sqrt{6} = \sqrt{2}\sqrt{3}, \quad \sqrt{8} = \sqrt{4\times2} = \sqrt{4}\times\sqrt{2} = 2\sqrt{2}$$

ですから

$$\frac{\sqrt{6}}{\sqrt{8}} = \frac{\sqrt{2}\sqrt{3}}{2\sqrt{2}} = \frac{\sqrt{3}}{2}$$

と計算することもできます。

平方根を指数で書くと $\sqrt{a} = a^{\frac{1}{2}}$ と表すことができます。
なぜなら，2乗して a となる数を $\sqrt{a}$ と書く約束だからです。
つまり，
$(\sqrt{a})^2 = a$ です。
一方，指数の性質（p.10 式④）から，
$(a^{\frac{1}{2}})^2 = a^{\frac{1}{2}\times2}$
$= a^1 = a$
となるので，
$\sqrt{a} = a^{\frac{1}{2}}$
が成立するのです。

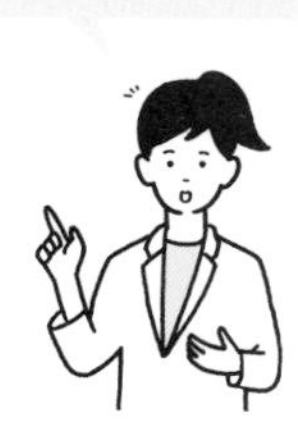

2乗すると a となる数を a の平方根という。
正の平方根を $\sqrt{a}$, 負の平方根を $-\sqrt{a}$ と表す。
平方根では，

$$\sqrt{a}\sqrt{b} = \sqrt{ab}, \quad \frac{\sqrt{a}}{\sqrt{b}} = \sqrt{\frac{a}{b}}, \quad \sqrt{a} = a^{\frac{1}{2}}$$

という公式が成立する。

2 節

文字の使用

14 対数の計算

非常に大きい数，非常に小さい数は，対数にして計算を簡単にします。

指数と対数の間には，

$$\mathbf{x = a^y \longleftrightarrow y = \log_a x}$$

という関係があります。

さらに，

$$\log_a (pq) = \log_a p + \log_a q$$

$$\log_a \frac{p}{q} = \log_a p - \log_a q$$

$$\log_a a = 1$$

$$\log_a 1 = 0$$

$$\log_a q^p = p\log_a q$$

という公式があります。

例えば，

$$\log_2 6 = \log_2 (2 \times 3)$$

$$= \log_2 2 + \log_2 3$$

$$= 1 + \log_2 3$$

となります。

$\log_a (pq) = \log_a p + \log_a q$

$\log_a a = 1$

また $\log_{10} \frac{1}{1000}$

$\log_a \frac{p}{q} = \log_a p - \log_a q$

$= \log_{10}1 - \log_{10}1000$

← $\log_a 1 = 0$

$= -\log_{10}1000$

← $1000 = 10^3$

$= -\log_{10}10^3$

← $\log_a q^p = p\log_a q$

$= -3\log_{10}10$

← $\log_a a = 1$

$= -3$

となります。

対数の底については，次の，底の変換公式があります。

$$\mathbf{\log_p q = \frac{\log_a q}{\log_a p}}$$

例えば，

$$\log_2 3 = \frac{\log_{10}3}{\log_{10}2}$$

となります。

$\log_{10}100 = \log_{10}10^2$
$= 2\log_{10}10$
$= 2$
と簡単になりますが，例えば$\log_{10}1.6$や$\log_{10}2$は簡単になりません。無理数だからです。
具体的には
$\log_{10}1.6 = 0.20411\cdots$
$\log_{10}2 = 0.30102\cdots$
となっています。

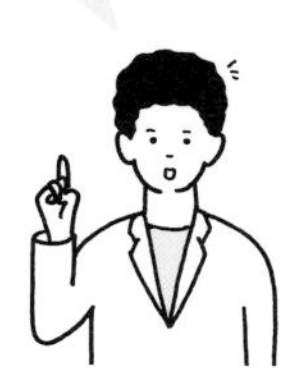

対数の公式

$$\log_a(pq) = \log_a p + \log_a q$$
$$\log_a \frac{p}{q} = \log_a p - \log_a q$$
$$\log_a a = 1$$
$$\log_a 1 = 0$$
$$\log_a q^p = p\log_a q$$

分数，割り算と割合

15

分数は，2つの数字の“割合”を表しています。

分数a/bは，a÷b，つまりaをbで割り算したことを表しています。a/b＝a÷bなのです。

例えば，3/4は

$$\frac{3}{4}=3\div4=0.75$$

3

0.75

3を4つに分けると0.75ずつに分けられる

です。

分母のaは，ゼロではありません。分母をゼロにすると，計算に矛盾が生じるのです。

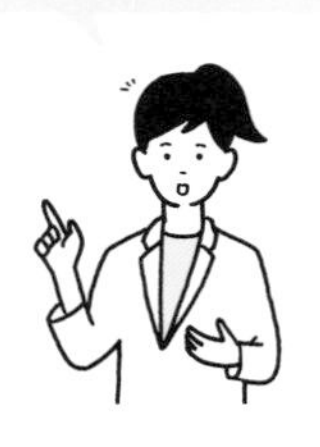

分数a/bは，a×(1/b)ですから，全体をbに分割したうちのa，という意味でもあります。

例えば，3/4＝3×(1/4)だから，全体を4個に分割したうちの3個

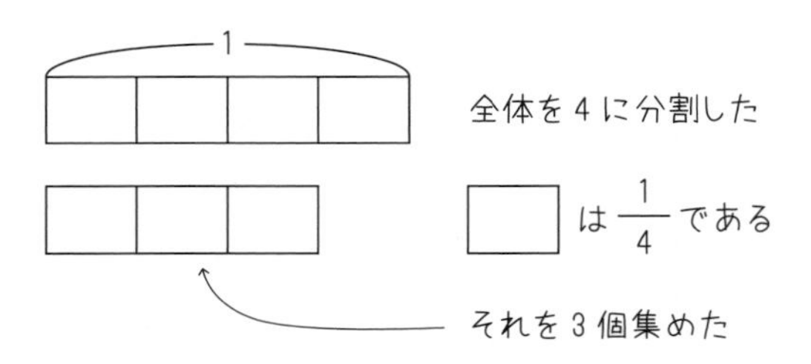

です。

さらに言い方を変えると，全体をaとしてbを比べる，という意味でもあ

ります。

例えば，3/4は，全体が4，そのうちの3の部分，

全体を4として3を比べる

← 全体が4

← この部分は3

という意味になります。

3/4は，1/4を3個集めたものです。6/8は1/8を6個集めたものです。集める個数や全体の数字が違っていても

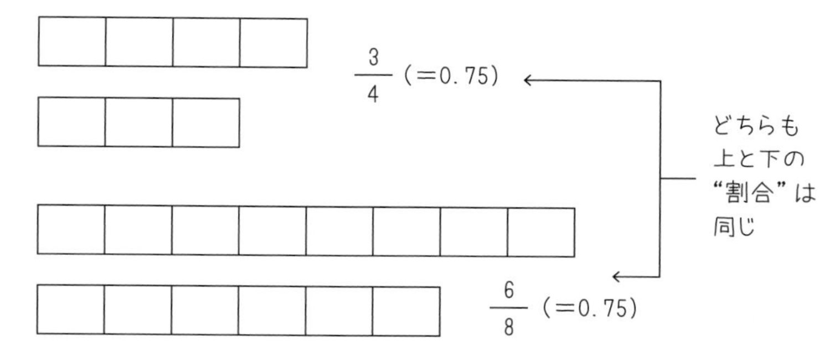

ということで，“割合”は同じ（どちらも0.75）なのです。

つまり，分数では，分子・分母に同じ数を掛けても，同じ数で割っても意味は同じ，

$$\frac{a}{b} = \frac{a \times c}{b \times c} = \frac{a \div c}{b \div c}$$

ということになります。

$\frac{3}{4} = \frac{3 \times 2}{4 \times 2} = \frac{6}{8}$

どちらも割合は0.75。

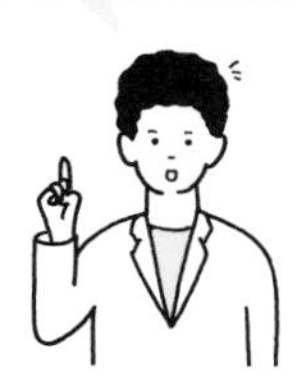

分数の分子・分母に同じ数を掛けても，同じ数で割っても意味は同じ。
分数は，割り算である。
分数は，分割したものの個数を表す。
分数は，2つの数字の“割合”を意味する。

3 節

比

比と比例式

16

“比”とは，２つの量の大きさを比べることです。

3つ以上の数字を比べることもできます。でも，ここでは，2つの数に限定します。

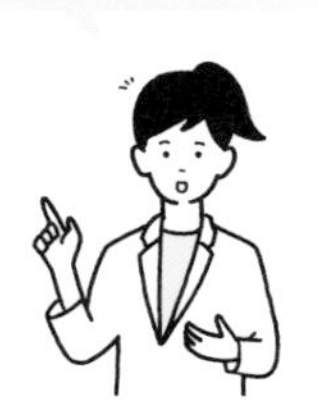

2つの量の大きさを比べることを**比**といいます。2つの量を数値にしてaとbとなったとき，a：bと表します。

例えば，2：1は，(左側の数と右側の数を相対的に比較すると) 左側の数は右側の数の2倍であるということを表しています。
もちろん，右側の数は左側の数の半分であるということでもあります。

比a：bに対して $\frac{a}{b}$ を**比の値**といいます。

一つの比a：bの比の値と，もう一つの比c：dの比の値が同じとします。つまり $\frac{a}{b}=\frac{c}{d}$ ということです。このとき，a：bとc：dは比例している，といいます。そして

a：b＝c：d ……… ①

と表します。これを**比例式**といいます。

例えば,

3と4を
比べる
3：4

6と8を
比べる
6：8

どちらも
上が下の
0.75という
ことで同じ

となります。

比例式　a：b＝c：d　では　a×d＝b×c　が成立します。
つまり

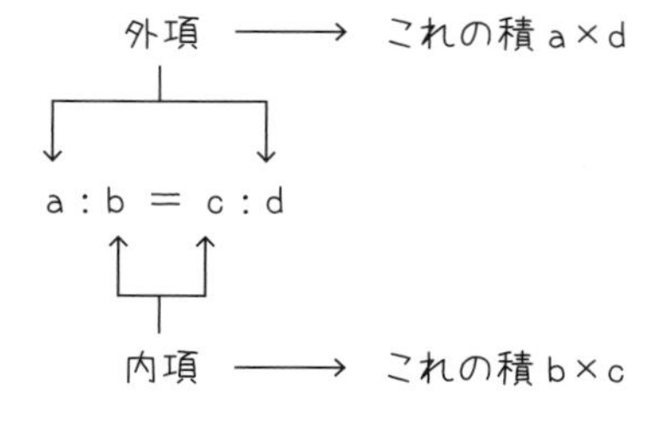

（外項の積）＝（内項の積）

なのです。

比の関係を表すのに比例式がある。
比例式の外項の積と内項の積は等しい。

17 割合

注目している量が，全体と比べてどのくらいなのかを表すのが割合です。

例えば，「現在，女性はどのくらい入院しているか?」ということを知りたいとします。記録を調べれば，具体的に「60人だ」と分かります。でも，「どのくらいの“割合”なのか?」を知りたいのなら，入院患者全体の数字が必要となります。入院患者全体（つまり，男性と女性両方を合わせた数）の数字が80だったとすると，“割合”は $\frac{60}{80}$（＝0.75）となります。

このように，割合は

$$\frac{\text{(注目している量)}}{\text{(全体の量)}} \quad \cdots\cdots\cdots ①$$

で表します。

式①で分かるように，割合は分数（あるいは，それを計算した小数）です。しかし，様々な現場では，分かりやすい数字にして，単位をつけて表しています。

全体を100として割合を表すことを**百分率**といいます。
百分率の単位は**パーセント**です。

上記の，女性入院患者の例では，75パーセントとなります。

百分率を求める公式は，全体を100とするのですから，

$$\frac{\text{(注目している量)}}{\text{(全体の量)}} \times 100 \quad \cdots\cdots\cdots ②$$

となります。

全体を10として割合を表すことを**歩合**(ぶあい)といいます。

歩合では，小数第一位の単位は**割**(わり)，小数第二位の単位は**分**(ぶ)，小数第三位の単位は**厘**(りん)です。

前述の，女性入院患者の例では，7割5分となります。

歩合を求める公式は，全体を10とするのですから，

$$\frac{(\text{注目している量})}{(\text{全体の量})} \times 10 \quad \cdots\cdots\cdots \text{③}$$

となります。

では，百分率や歩合は，どのように使い分けるのでしょうか。これは，習慣的なものです。例えば，

・女性のヘマトクリット（Ht）の基準範囲は35から45パーセントである，

・成人男性の4割が高血圧である，

というような使い方をします。

小数	1	0.1	0.01	0.001
分数	1	$\frac{1}{10}$	$\frac{1}{100}$	$\frac{1}{1000}$
歩合	10割	1割	1分	1厘
百分率	100%	10%	1%	0.1%

表3　歩合，百分率

百分率の公式　$\frac{(\text{注目している量})}{(\text{全体の量})} \times 100$

歩合の公式　$\frac{(\text{注目している量})}{(\text{全体の量})} \times 10$

練習問題 2

問 1 (p.40) **次の式を計算しなさい。**

[1] $\sqrt{(-3)^2}$　[2] $(-\sqrt{3})^2$

[3] $(-\sqrt{(-3)^2})^2$　[4] $\sqrt{6}\div 3\sqrt{2}\times\sqrt{27}$

[5] $\sqrt{8}\sqrt{6}-\sqrt{\dfrac{8}{6}}$

問 2 (p.42) **次の式を計算しなさい。**

[1] $\log_3\dfrac{3}{8}+\log_3 72$　[2] $\log_{10}200-\log_{10}2\sqrt{10}$

[3] $\log_{10}(0.02)$　（ただし，$\log_{10}2=0.3$とします）

[4] $\log_{10}(1.6\times 10^{-3})$　（ただし，$\log_{10}1.6=0.2$とします）

問 3 (p.42) **次の式の底を10にしなさい。**

[1] $\log_3 5$　[2] $\log_3 100$

問 4 (p.46) **次の比を簡単にしなさい。**

[1] 10：15　[2] 15：40

[3] 24：88

問 5 (p.46) **次のxを求めなさい。**

[1] $x:3=4:6$　[2] $x:9=4:3$

[3] $7:3=28:x$

問 6 (p.46) **次の比の値を求めなさい。**

[1] 7：11　[2] 20：35

[3] 11：121

問7 (p.48)

次の表を完成させなさい。

小数	0.2			
分数		$\frac{3}{8}$		
歩合			3割	
百分率				28%

問8 (p.48)

ある市では，80歳代の被保険者が25000人います。特定健診を受けた人数が9000人でした。受診率は何パーセントですか。

問9 (p.48)

ある年の臨床検査技師国家試験では，4400人が受験して2860人が合格しました。合格率は何パーセントですか。

問10 (p.48)

ある大学の卒業試験は，250点満点で合格ラインが70%です。何点以上とれば合格できるでしょうか。

問11 (p.48)

空気中に存在する酸素と窒素の比は1：4です（他の元素は無視できるほど少ないとします）。1Lの空気の中に含まれる酸素の量を求めなさい。

問12 (p.48)

濃度15%の食塩水300gを作るのには，何gの水が必要ですか。

問13 (p.48)

濃度20%の食塩水が250gあります。これを濃度10%にするには，何gの水を加えればいいですか。

[解答・解説]

問 1

[1] $\sqrt{(-3)^2}$

$=\sqrt{9}$ ← $(-3)^2=9$

$=$ **3**

[2] $(-\sqrt{3})^2$

$=(-\sqrt{3})\times(-\sqrt{3})$

$=\sqrt{3}\times\sqrt{3}$

$=$ **3**

[3] $(-\sqrt{(-3)^2})^2$

← $(-3)^2=9$

$=(-\sqrt{9})^2$

← $\sqrt{9}=3$

$=(-3)^2$

$=$ **9**

[4] $\sqrt{6}\div 3\sqrt{2}\times\sqrt{27}$

$=\dfrac{\sqrt{6}\times\sqrt{27}}{3\sqrt{2}}$

← $\sqrt{6}=\sqrt{2\times3}=\sqrt{2}\sqrt{3}$, $\sqrt{27}=\sqrt{9\times3}=\sqrt{9}\sqrt{3}$

$=\dfrac{\sqrt{2}\sqrt{3}\times\sqrt{9}\sqrt{3}}{3\sqrt{2}}$

← $\sqrt{9}=3$

$=\dfrac{\sqrt{2}\sqrt{3}\times3\sqrt{3}}{3\sqrt{2}}$

← 分子，分母簡単にして

$=\sqrt{3}\times\sqrt{3}$

$=$ **3**

[5] $\sqrt{8}\sqrt{6}-\sqrt{\dfrac{8}{6}}$

← $\sqrt{8}=\sqrt{4\times2}=\sqrt{4}\sqrt{2}=2\sqrt{2}$, $\sqrt{6}=\sqrt{2\times3}=\sqrt{2}\sqrt{3}$

$=2\sqrt{2}\sqrt{2}\sqrt{3}-\sqrt{\dfrac{8}{6}}$

← $\dfrac{8}{6}=\dfrac{4}{3}$

$=2\sqrt{2}\sqrt{2}\sqrt{3}-\sqrt{\dfrac{4}{3}}$

← $\sqrt{2}\sqrt{2}=2$,　$\sqrt{4}=2$

$=4\sqrt{3}-\dfrac{2}{\sqrt{3}}$

← $\dfrac{2}{\sqrt{3}}=\dfrac{2\sqrt{3}}{\sqrt{3}\times\sqrt{3}}=\dfrac{2\sqrt{3}}{3}$ 分母から平方根をなくします

$=4\sqrt{3}-\dfrac{2\sqrt{3}}{3}$

← $\dfrac{12\sqrt{3}}{3}-\dfrac{2\sqrt{3}}{3}$

$=$ $\mathbf{\dfrac{10\sqrt{3}}{3}}$

問 2

[1] $\log_3\dfrac{3}{8}+\log_3 72$

← $8=2^3$,　$72=2^3\times3^2$

$=\log_3\dfrac{3}{2^3}+\log_3(2^3\times3^2)$

← $\log_a(p\times q)=\log_a p+\log_a q$, $\log_a\dfrac{p}{q}=\log_a p-\log_a q$

$=\log_3 3-\log_3 2^3$
$\quad+\log_3 2^3+\log_3 3^2$

$=\log_3 3+\log_3 3^2$

← $\log_a q^p=p\log_a q$

$=\log_3 3+2\log_3 3$

← $\log_a a=1$

$=1+2=$ **3**

[2] $\log_{10}200-\log_{10}2\sqrt{10}$

← $200=2\times10^2$, $\sqrt{10}=10^{\frac{1}{2}}$

$=\log_{10}(2\times10^2)-\log_{10}(2\times10^{\frac{1}{2}})$

← $\log_a(p\times q)=\log_a p+\log_a q$

$=\log_{10}2+\log_{10}10^2$
$\quad-(\log_{10}2+\log_{10}10^{\frac{1}{2}})$

← $\log_a q^p=p\log_a q$

$=\log_{10}2+2\log_{10}10-(\log_{10}2+\dfrac{1}{2}\log_{10}10)$

← $\log_a a=1$

$=2-\dfrac{1}{2}=$ $\mathbf{\dfrac{3}{2}}$

[3] $\log_{10}(0.02)$

← $0.02=2\times10^{-2}$

$=\log_{10}(2\times10^{-2})$

← $\log_a(p\times q)=\log_a p+\log_a q$

$=\log_{10}2+\log_{10}10^{-2}$

← $\log_a q^p=p\log_a q$

$=\log_{10}2+(-2)\log_{10}10$

← $\log_a a=1$

$=\log_{10}2-2$

← 問題文より $\log_{10}2=0.3$

$=0.3-2=$ **−1.7**

[4] $\log_{10}(1.6\times10^{-3})$

← $\log_a(p\times q)=\log_a p+\log_a q$

$=\log_{10}1.6+\log_{10}10^{-3}$

← $\log_a q^p=p\log_a q$

$=\log_{10}1.6+(-3)\log_{10}10$

← $\log_a a=1$

$=\log_{10}1.6-3$

← 問題文より $\log_{10}1.6=0.2$

$=0.2-3=$ **−2.8**

問 3

対数の底については

$$\log_p q=\frac{\log_a q}{\log_a p}$$

という関係があります。

[1] $\log_3 5=$ $\mathbf{\dfrac{\log_{10}5}{\log_{10}3}}$

[2] $\log_3 100 = \dfrac{\log_{10}100}{\log_{10}3}$

←底を変えるだけならこれでいいのですが，できるだけ簡単にします。$100 = 10^2$

$= \dfrac{\log_{10}10^2}{\log_{10}3}$

←$\log_a q^p = p\log_a q$

$= \dfrac{2\log_{10}10}{\log_{10}3}$

←$\log_a a = 1$

$= \dfrac{\mathbf{2}}{\mathbf{\log_{10}3}}$

問4　比は2つの数字を比較するものです。ですから，両方の数字に，同時にある数を掛けても比は同じです。両方の数字を，同時にある数で割っても比は同じです。

[1] 10：15＝2×5：3×5
＝**2：3**　←両方の数字を5で割ります

[2] 15：40＝3×5：8×5
＝**3：8**　←両方の数字を5で割ります

[3] 24：88＝3×8：11×8
＝**3：11**　←両方の数字を8で割ります

問5　比例式では，外項の積と内項の積は等しくなります。
例えば

a：b　＝　x：y

のときは，

ay＝bx

となるのです。

[1] 外項の積と内項の積が等しいことから

x×6＝3×4

となります。したがって，

x＝3×4÷6＝**2**

となります。

[2] 外項の積と内項の積が等しいことから

x×3＝9×4

となります。したがって，

x＝9×4÷3＝**12**

となります。

[3] 外項の積と内項の積が等しいことから

7×x＝3×28

となります。したがって，

x＝3×28÷7＝**12**

となります。

問6　一般に　比a：b　に対して，$\dfrac{a}{b}$ という分数を，比a：bの値といいます。

[1] 7：11　ですから比の値は $\mathbf{\dfrac{7}{11}}$ です。

[2] 20：35　ですから比の値は $\dfrac{20}{35}$ です。

これを簡単にして，$\mathbf{\dfrac{4}{7}}$ が答になります。

[3] 11：121　ですから比の値は $\dfrac{11}{121}$ です。

これを簡単にして，$\mathbf{\dfrac{1}{11}}$ が答になります。

問7

小数	0.2	**0.375**	**0.3**	**0.28**
分数	$\mathbf{\dfrac{1}{5}}$	$\dfrac{3}{8}$	$\mathbf{\dfrac{3}{10}}$	$\mathbf{\dfrac{7}{25}}$
歩合	**2割**	**3割7分5厘**	3割	**2割8分**
百分率	**20%**	**37.5%**	**30%**	28%

小数を分数にするには：
（イ）小数点以下の数字を，そのまま分子に書きます。
（ロ）分母には1を書き，その右に小数点以下の位と同じ数だけ0を書きます。

0.2では；
分子は2です。分母は，小数第一位までの数字ですから，ゼロが1個ついている10を分母に書きます。
つまり，$\dfrac{2}{10}$ となります。簡単にして $\dfrac{1}{5}$ です。

0.3では；
分子は3です。分母は，小数第一位までの数字ですから，ゼロが1個ついている10を分母に書きます。
つまり，$\dfrac{3}{10}$ となります。

0.28では；
分子は28です。分母は，小数第二位までの数字ですから，ゼロが2個ついている100を分母に書きます。
つまり，$\dfrac{28}{100}$ となります。簡単にして $\dfrac{7}{25}$ です。

小数を分数にするには：
そのまま割り算をします。

$\frac{3}{8}$ では：

割り算をすれば　0.375　となります。

歩合は，小数点以下につけられた名前です。
小数第一位を割といいます。
小数第二位を分といいます。
小数第三位を厘といいます。

0.2は2割です。
0.375は3割7分5厘です。
0.28は2割8分です。

百分率は数字を100倍したものにつけた単位です。

0.2は，100倍すると20ですから20%です。
0.375は，100倍すると37.5ですから37.5%です。
0.3は，100倍すると30ですから30%です。

逆にいえば，%の数字を $\frac{1}{100}$ にすれば小数になります。

28%は，小数に直せば，28を $\frac{1}{100}$ にして，0.28になります。

問8　25000人中で9000人が特定健診を受けたのですから，

受診率は $\frac{9000}{25000}$ となります。

パーセントで求めるのですから，この分数を小数にして，100倍すれば答えになります。

つまり

$$\frac{9000}{25000} \times 100 = \mathbf{36\%}$$

となります。

問9　4400人の中で2860人が合格したのですから，

合格率は $\frac{2860}{4400}$ となります。

パーセントで求めるのですから，この分数を小数にして，100倍すれば答えになります。

つまり

$$\frac{2860}{4400} \times 100 = \mathbf{65\%}$$

となります。

問10　70%を小数に直すと　0.7　となります。

すなわち，満点の　0.7　倍をとれば合格するのです。

つまり

$250 \times 0.7 = 175$　**175点**

となります。

問11　酸素と窒素の比が　1：4　ということは，酸素の4倍の量の窒素がある，ということです。

つまり全体の量は　1＋4　です。この全体の中の1が酸素ですから，割合としては $\frac{1}{(1+4)}$ となります。

1Lの中の $\frac{1}{(1+4)}$ の割合が酸素なのですから

$$\frac{1}{(1+4)} \times 1 = 0.2$$　**0.2L**

となります。

問12　15%を小数に直すと　0.15　です。

いま，15%の食塩水300gに入っている食塩をxgとすれば，

$\frac{x}{300} = 0.15$　から　$x = 45$

です。よって水の量は，300－45＝255より，**255g**となります。

問13　20%を小数に直すと　0.2　です。

20%の食塩水が250gある，ということは，250gのうちの　0.2　の割合が食塩ということです。つまり，

$250 \times 0.2 = 50$

より，食塩は50gとなります。したがって水は200gです。

いま，加える水の量をxgとすると，食塩水全体の重量は（250＋x）gとなります。食塩の量は，水を加える前と同じ，50gです。この食塩の割合が10%，つまり0.1なのですから

$$\frac{50}{(250+x)} = 0.1$$

という式が成り立ちます。これより，

$50 = 0.1 \times (250 + x)$
$= 25 + 0.1 \times x$

よって

$25 = 0.1 \times x$

より　$x = 250$ で **250g**

となります。

ステップ 2

臨床検査の計算

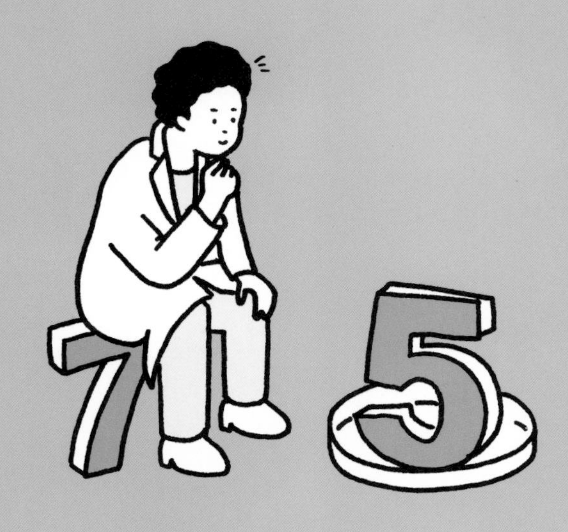

18 概数, 単位

臨床検査の現場では，全体像をつかむために，大体の数が求められます。
また逆に，測定では，大体の数しか判明しないのです。

こまかいところは省いて大体の数，つまり**概数**（がいすう）を作るには，次の方法があります。

切り上げ：求めたい位の数字を1だけ増し，次の位からの数字をゼロにします。

切り捨て：求めたい位の，次の位からの数字をゼロにします。

四捨五入：求めたい位の次の位の数字に注目します。その数字が4，3，2，1，0ならば切り捨てます。5，6，7，8，9ならば切り上げます。

例えば,

- 1234の百の位まで求めるとき：

  切り上げ

  1234 ⟶ 1300

  切り捨て

  1234 ⟶ 1200

  四捨五入

  1234 ⟶ 1200

- 45.678の小数第二位まで求めるとき：

  切り上げ

  45.678 ⟶ 45.68

切り捨て

45.678 ⟶ 45.67

四捨五入

45.678 ⟶ 45.68

となります。

このような概数を作る操作のことを，**数を丸める**，といいます。

概数を作るときは，未満，以上，以下という言葉が使われます。

未満：a未満の数とは，aより小さい数のことです。aは含まれません。数xがa未満であることを記号で　x＜aと書きます。

以上：a以上の数とは，aまたはaより大きい数のことです。数xがa以上であることを記号で　a≦xと書きます。

以下：a以下の数とは，aまたはaより小さい数のことです。数xがa以下であることを記号で　a≧xと書きます。

数学の目的は数の性質を調べることです。そのために数を“抽象的”なものにしています。

抽象的な数で計算の意味を理解したら，次は，それを臨床検査の現場で利用することになります。現場の数字には**単位**があります。現場では単位に注意しましょう。

数学では抽象的な数字を取り扱います。
「2本の鉛筆と3本の鉛筆を合わせると何本か?」「2リットルの水と3リットルの水を合わせると何リットルか?」などなどを，“合わせる”部分だけに注目して　2＋3　としているのです。

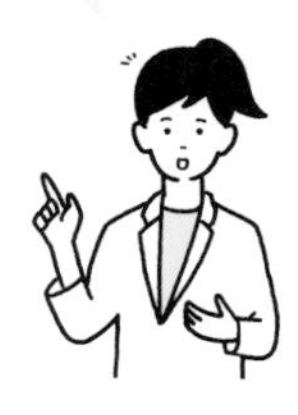

切り上げ　数字を1つ増やす
切り捨て　数字をそのままにする
四捨五入　5以上なら切り上げ，4以下なら切り捨て

測定値, 近似値, 有効数字

19

測定値は，本当の値の近似値です。

測定して得た数字を**測定値**といいます。

測定では，大体の数しか得られません。つまり測定値は**近似値**(きんじち)なのです。

測定で得た近似値をa，本当の値（**真値**(しんち)といいます）をzとしたとき，

$$a-z$$

を**絶対誤差**といいます。

絶対誤差の，真値に対する割合，つまり

$$\frac{a-z}{z}$$

を**相対誤差**といいます。

目盛りを読むとき，最後の桁は目分量で読んでいます。
この例では，12.45以上12.55未満とみなしたので，直径を12.5としたのです（この場合の有効数字は3桁ということになります）。
目分量で測るので，神様だけが知っている本当の値12.34と，かなりずれることもあります。

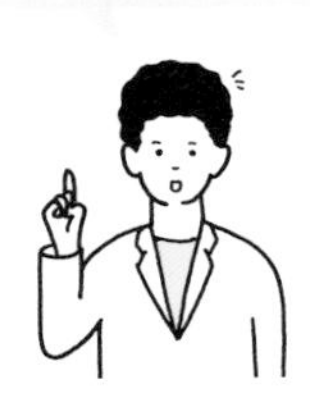

例えば，

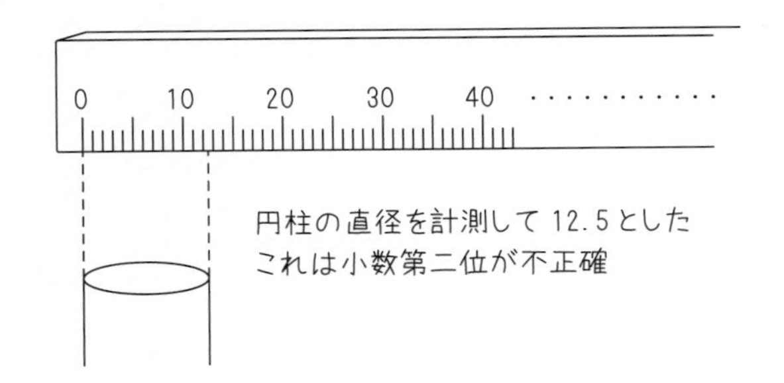

本当の値は12.34だったとすると（これは神様しか分からない），相対誤差は

$$\frac{12.5-12.34}{12.34} = 0.013$$ となる

ということです。

測定した数字の，意味のある数値の部分を**有効数字**（ゆうこうすうじ）といいます。

有効数字を正確に表すには**指数表示**を使います。つまり，一の位にゼロ以外の数字を置き，他の数字は小数点以下の位にして，10の累乗の指数表示にするのです。

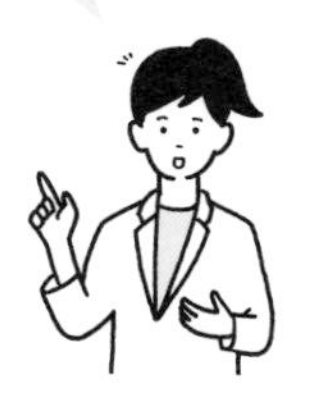

指数表示についてはp.10も参照して下さい。

例えば，

有効数字1桁

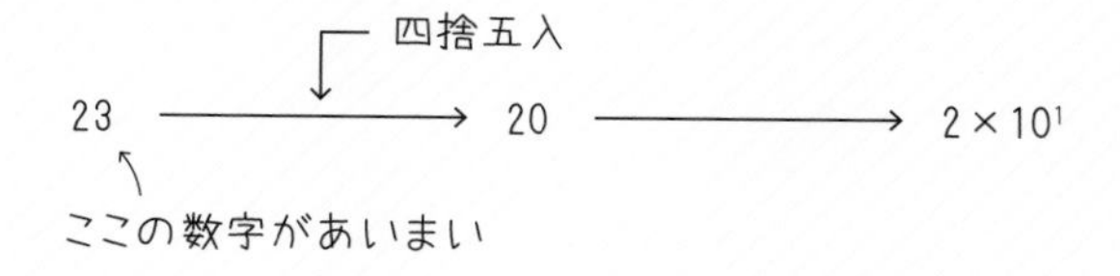

有効数字2桁

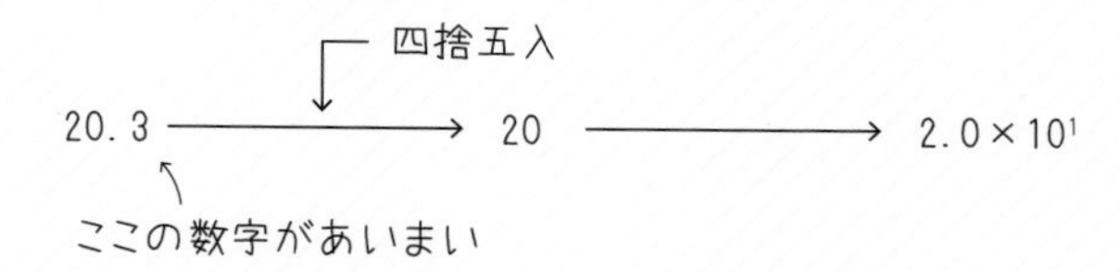

ということです。

絶対誤差　**（測定値）−（真値）**

相対誤差　$$\frac{（測定値）-（真値）}{（真値）}$$

有効数字は指数表示をする。

20 近似計算

近似値の計算では，有効数字の桁の出し方が決められています。

近似値の加減は，計算結果を四捨五入し，元の数の末位が最も高いものに合わせます。

例えば,
1.234と23.01の足し算

```
    1.234   ← 小数第三位まである
 + 23.01    ← 小数第二位まである
 --------
   23.244   （小数第三位を四捨五入する）
     ↓
   23.24    ← 小数第二位にする
```

となります。

近似値の乗除は，計算結果を四捨五入し，元の数の有効数字の桁数が最も少ないものに合わせます。

例えば,
1.23と23.05の計算

```
       1.23   ← 3桁である
 ×    23.05   ← 4桁である
 ----------
        615
      369
     246
 ----------
    28.3515   （4桁目の数字を四捨五入する）
      ↓
```

2 8.4　　　⟵ 3桁にする

となります。

定数は，1桁多くとって計算します。

例えば，

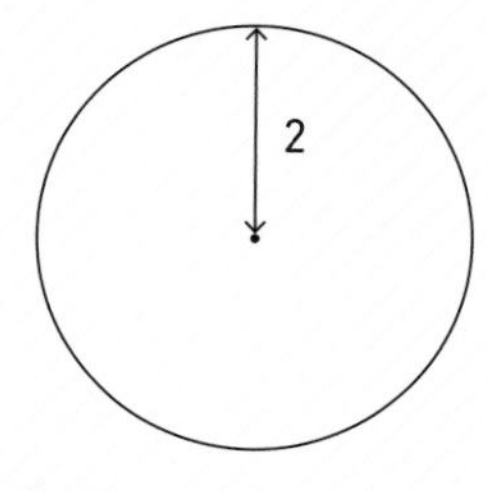

半径2の円の面積

計測値2は1桁なので円周率は2桁にする

つまり$\pi = 3.1$

よって　$2 \times 2 \times 3.1 = 12.4$

$= 1 \times 10^1$ ⟵ 有効数字は1桁

となります。

円周率や$\sqrt{2}$などは値が決まっている定数ですが，それぞれ

$\pi = 3.14159 \cdots$

$\sqrt{2} = 1.41421 \cdots$

と無限に続くので，どこかで区切って使う必要があるのです。

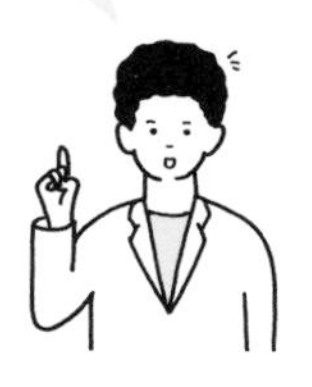

近似値の加減は，末位が最も高いものに合わせる。
近似値の乗除は，有効数字の桁数が最も少ないものに合わせる。

21 原子の数字

原子は原子核と電子からなり，原子核のまわりを電子がまわっています。
原子核は，陽子と中性子が集まってできています。
分子は，原子がいくつか結合してできた物質です。

原子はアルファベット1文字または2文字で表します。例えば，酸素原子はO。酸素原子が2つ結合したものが酸素分子(O_2)です。
水素原子はH。水素原子が2つ結合したものが水素分子(H_2)です。
水分子(H_2O)は，酸素原子(O)が1つと水素原子(H)が2つ結合したものです。

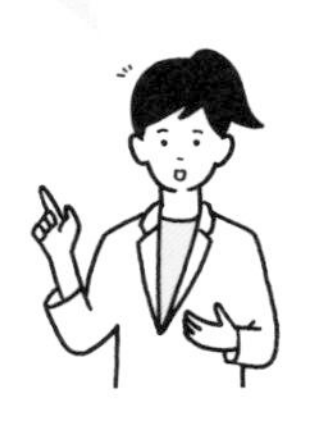

物質を構成している原子の種類を元素といいます。元素の数は，約100種類です。
似ている性質で元素を整理すると，p.65の周期表の形にまとまります。

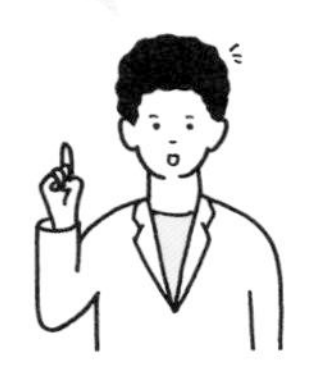

原子は原子核と電子からなり，原子核のまわりを電子がまわっている，という構造になっています。中心の原子核は，陽子と中性子が集まってできています。原子がいくつか結合してできた物質を分子といいます。

1つの原子が持っている陽子の数を，その原子の**原子番号**といいます。つまり，原子番号は，陽子が何個あるか，という個数です。

例えば，水素は，原子核は陽子1個であり，そのまわりを電子が1個まわっています。ですから水素の原子番号は1です。

1つの原子が持つ陽子と中性子の総数を，その原子の**質量数**といいます。質量数は，陽子と中性子が何個あるか，という個数です。
例えば，ヘリウムは，原子核に陽子2個と中性子2個があります。ですから，質量数は4です。原子番号は2です。

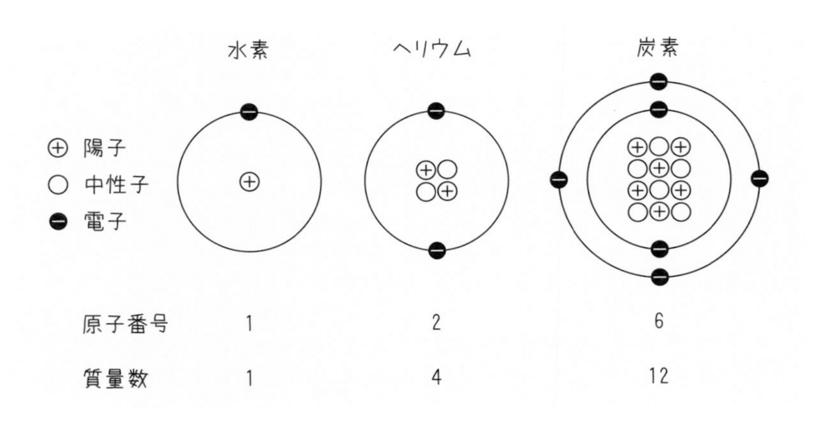

図8 水素，ヘリウム，炭素

原子番号が同じで質量数が異なる原子どうしを，**同位体**(どういたい)といいます。つまり，陽子の数が同じで，中性子の数が異なっている原子です。

例えば，ヘリウムの多くは中性子が2個ですが，中性子が1個の同位体が存在します。窒素では，中性子の数が7個と8個の同位体が存在します。

これらを

ヘリウム　$^{4}_{2}He$　$^{3}_{2}He$

窒素　$^{14}_{7}N$　$^{15}_{7}N$

と表します。

つまり，

質量数(陽子の数＋中性子の数)	原子記号(元素名)
原子番号(陽子の数)	

と表すのです。

陽子の質量は1.673×10^{-24}(g)です。中性子の質量は1.675×10^{-24}(g)です。電子の質量は9.11×10^{-28}(g)です。原子は，これらが多数集まっているのですから，原子の質量の数字はかなりややこしいものになります。

そこで，炭素$^{12}_{6}C$の質量を12とし，それとの比で質量を表すことにします。これを**相対質量**といいます。相対質量は無単位です。

例えば，炭素$^{13}_{6}C$の相対質量は

($^{13}_{6}C$のグラム単位の質量)：($^{12}_{6}C$のグラム単位の質量)

＝($^{13}_{6}C$の相対質量)：12

の関係式から求めます。結果は13.003となります。

原子記号は元素記号ともいいます。元素は物質を構成している成分のことをいい，原子の種類を表しています。

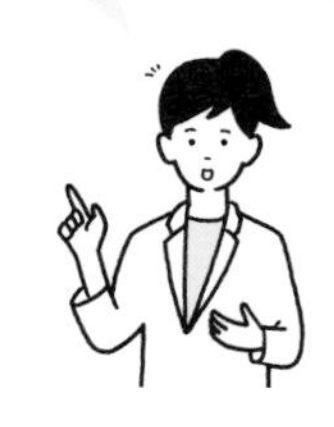

$^{12}_{6}C$を12として，基準にしているのです。この12は無単位の数字なので，相対質量は無単位です。

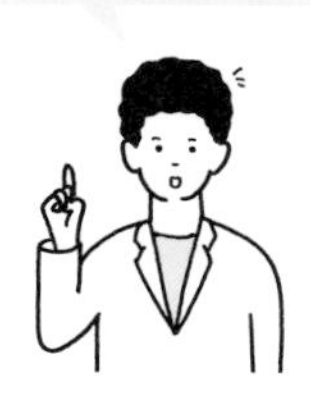

天然に存在する元素では，原子の同位体が混在しています。同位体それぞれが存在する割合（つまり比率）を**存在比率**といいます。同位体それぞれの相対質量に存在比率を掛けて加えた値を，その元素の**原子量**といいます。相対質量の和なので，原子量は無単位です。

そして，その原子量を持つ元素が自然界に存在する，と考えるのです。

例えば，自然界には塩素の同位体が２つあります。それぞれ

（イ）$^{35}_{17}Cl$　相対質量35　存在比率76
（ロ）$^{37}_{17}Cl$　相対質量37　存在比率24

となっています。

この場合，原子番号（陽子の数）は，（イ），（ロ）とも同じで17です。

（イ）の質量数（陽子と中性子の数の和）は35です。

（ロ）の質量数（陽子と中性子の数の和）は37です。

原子量は

$$(^{35}_{17}\mathrm{Cl}\text{の相対質量}) \times \frac{76}{100} + (^{37}_{17}\mathrm{Cl}\text{の相対質量}) \times \frac{24}{100}$$

$$= 35 \times \frac{76}{100} + 37 \times \frac{24}{100} = 35.48$$

となります。

自然界では，（イ）と（ロ）の２種類のものが76：24の比率で混在しているのですが，“塩素という元素は原子量35.48のもの１種類だけである”としているのです。

原子番号　**陽子の数**
質量数　**陽子と中性子の数の和**
相対質量　**炭素の質量を12としたときの質量（無単位）**
原子量　**相対質量で表した元素の質量（無単位）**

Column ▶ 元素の周期表

族：1～18族まで。同じ族の元素は似た化学的性質を持っています。
周期：1～7周期まで。同じ周期の元素は電子の軌道を同じ数だけ持っています。
自然界に安定同位体が存在しない原子では，同位体の一例の質量数を(　　)をつけて表しています。

（凡例）質量数 記号 / 原子番号 名前

周期＼族	1	2	3	4	5	6	7	8	9	10	11	12	13	14	15	16	17	18
1	1.008 H 1 水素																	4.003 He 2 ヘリウム
2	6.941 Li 3 リチウム	9.012 Be 4 ベリリウム											10.81 B 5 ホウ素	12.01 C 6 炭素	14.01 N 7 窒素	16.00 O 8 酸素	19.00 F 9 フッ素	20.18 Ne 10 ネオン
3	22.99 Na 11 ナトリウム	24.31 Mg 12 マグネシウム											26.98 Al 13 アルミニウム	28.09 Si 14 ケイ素	30.97 P 15 リン	32.07 S 16 硫黄	35.45 Cl 17 塩素	39.95 Ar 18 アルゴン
4	39.10 K 19 カリウム	40.08 Ca 20 カルシウム	44.96 Sc 21 スカンジウム	47.87 Ti 22 チタン	50.94 V 23 バナジウム	52.00 Cr 24 クロム	54.94 Mn 25 マンガン	55.85 Fe 26 鉄	58.93 Co 27 コバルト	58.69 Ni 28 ニッケル	63.55 Cu 29 銅	65.38 Zn 30 亜鉛	69.72 Ga 31 ガリウム	72.63 Ge 32 ゲルマニウム	74.92 As 33 ヒ素	78.97 Se 34 セレン	79.90 Br 35 臭素	83.80 Kr 36 クリプトン
5	85.47 Rb 37 ルビジウム	87.62 Sr 38 ストロンチウム	88.91 Y 39 イットリウム	91.22 Zr 40 ジルコニウム	92.91 Nb 41 ニオブ	95.95 Mo 42 モリブデン	(99) Tc 43 テクネチウム	101.1 Ru 44 ルテニウム	102.9 Rh 45 ロジウム	106.4 Pd 46 パラジウム	107.9 Ag 47 銀	112.4 Cd 48 カドミウム	114.8 In 49 インジウム	118.7 Sn 50 スズ	121.8 Sb 51 アンチモン	127.6 Te 52 テルル	126.9 I 53 ヨウ素	131.3 Xe 54 キセノン
6	132.9 Cs 55 セシウム	137.3 Ba 56 バリウム	ランタノイド 57～71	178.5 Hf 72 ハフニウム	180.9 Ta 73 タンタル	183.8 W 74 タングステン	186.2 Re 75 レニウム	190.2 Os 76 オスミウム	192.2 Ir 77 イリジウム	195.1 Pt 78 白金	197.0 Au 79 金	200.6 Hg 80 水銀	204.4 Tl 81 タリウム	207.2 Pb 82 鉛	209.0 Bi 83 ビスマス	(210) Po 84 ポロニウム	(210) At 85 アスタチン	(222) Rn 86 ラドン
7	(223) Fr 87 フランシウム	(226) Ra 88 ラジウム	アクチノイド 89～103	(267) Rf 104 ラザホージウム	(268) Db 105 ドブニウム	(271) Sg 106 シーボーギウム	(272) Bh 107 ボーリウム	(277) Hs 108 ハッシウム	(276) Mt 109 マイトネリウム	(281) Ds 110 ダームスタチウム	(280) Rg 111 レントゲニウム	(285) Cn 112 コペルニシウム	(278) Nh 113 ニホニウム	(289) Fl 114 フレロビウム	(289) Mc 115 モスコビウム	(293) Lv 116 リバモリウム	(293) Ts 117 テネシン	(294) Og 118 オガネソン

ランタノイド	138.9 La 57 ランタン	140.1 Ce 58 セリウム	140.9 Pr 59 プラセオジム	144.2 Nd 60 ネオジム	(145) Pm 61 プロメチウム	150.4 Sm 62 サマリウム	152.0 Eu 63 ユウロピウム	157.3 Gd 64 ガドリニウム	158.9 Tb 65 テルビウム	162.5 Dy 66 ジスプロシウム	164.9 Ho 67 ホルミウム	167.3 Er 68 エルビウム	168.9 Tm 69 ツリウム	173.0 Yb 70 イッテルビウム	175.0 Lu 71 ルテチウム
アクチノイド	(227) Ac 89 アクチニウム	232.0 Th 90 トリウム	231.0 Pa 90 プロトアクチニウム	238.0 U 92 ウラン	(237) Np 93 ネプツニウム	(239) Pu 94 プルトニウム	(243) Am 95 アメリシウム	(247) Cm 96 キュリウム	(247) Bk 97 バークリウム	(252) Cf 98 カリホルニウム	(252) Es 99 アインスタイニウム	(257) Fm 100 フェルミウム	(258) Md 101 メンデレビウム	(259) No 102 ノーベリウム	(262) Lr 103 ローレンシウム

モル, アボガドロ数

22

原子の数は膨大なので，まとめて，モルという単位で表します。

原子や分子は非常に小さいものです。ですから，日常，普通に取り扱う量では，原子や分子の数は膨大なものになります。例えば，試験管に採取した血液にどのくらいの窒素が入っているか……とてつもない個数です。

そこで，多量の個数をまとめて1セットとしてシンプルに表すことにします。

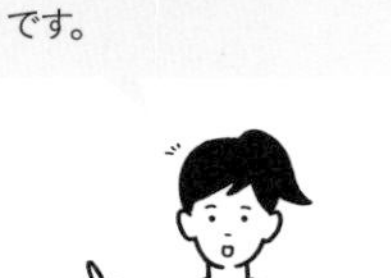

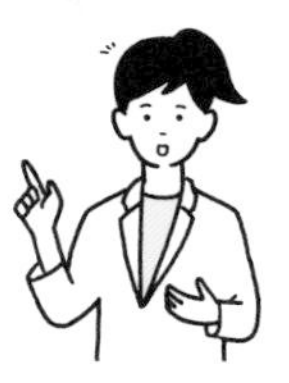

6.02×10^{23} 個のものを1セットとすることにします。これを**モル**といいます。

12個を1ダースというようなものです。

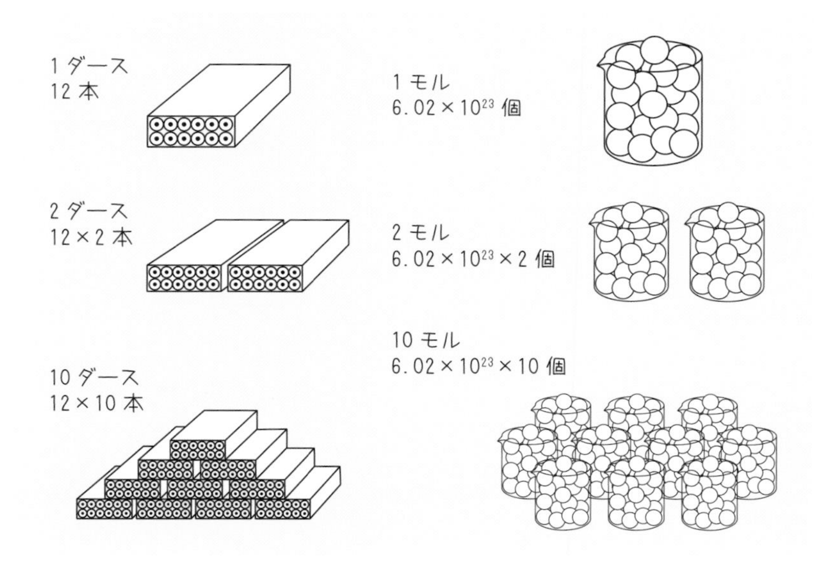

図9 **モル**

この 6.02×10^{23} という数字を**アボガドロ数**といいます。

モルは多数のものを取り扱うときに用いる単位です。水素原子でも，酸素分子でも，酸素分子と窒素分子の混合気体でも，ともかく6.02×10^{23}個あれば，それを1モルとよぶのです。

モルを単位として表した物質の個数を**物質量**といいます。

炭素原子$^{12}_{6}C$（つまり質量数12）12gの中には，6.02×10^{23}個の炭素原子があります。この個数を単位として1モルと名付けたのです。

逆にいえば，炭素原子$^{12}_{6}C$を1モル集めると12gになります。

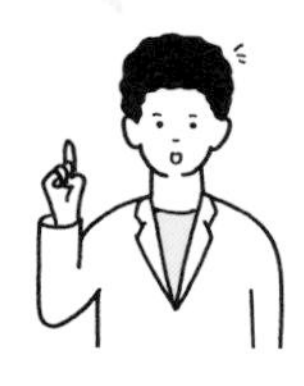

$^{12}_{6}C$を基準にして，モルを定義しているのです。

原子量aの原子Aの重さは，基準の$^{12}_{6}C$の重さとの比率で，

（炭素原子$^{12}_{6}C$の質量数）：（原子Aの原子量）＝12：a

という関係になっています（重さの比率ですから，個数が同じならば比は同じです）。

$^{12}_{6}C$をアボガドロ数（1モル）だけ集めれば12gとなるのですから，原子Aを同じくアボガドロ数（1モル）だけ集めれば，重さの比率からagとなります。

つまり，原子量aの原子Aを1モル集めるとagになるのです。

物質1モルあたりの質量（グラム単位）を**モル質量**といいます。1モルあたりですので，単位はg/molです。

分子は原子から構成されています。ですから，構成している原子の原子量の和が分子の質量となります。これを**分子量**といいます。

$^{12}_{6}C$が12gの重さになるように集めた個数がアボガドロ数（1モル）です。ですから，（重さの比率から）原子量aの原子Aを，agの重さになるように集めると，アボガドロ数の個数（1モル）になるのです。
モル質量の定義に，原子や分子の制限はありません。原子でも分子でも，ともかく1モルの個数の質量をモル質量といいます。

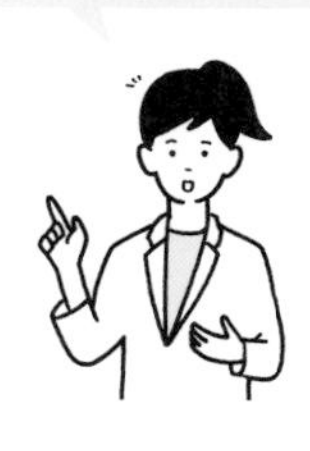

モル	**6.02×10^{23}個を1とした単位**
モル質量	**1モルの物質の質量（単位はg/mol）**
原子量	**相対質量で表した元素の質量（無単位）**
物質量	**モルを単位とした物質の個数（単位はmol）**
分子量	**分子を構成している原子の原子量の総和（無単位）**

原子量aの原子を1モル集めるとagになる。
原子量aの原子のモル質量はag/molである。

23 質量パーセント濃度，重量濃度

濃度は割合です。つまり $\dfrac{(\text{注目している量})}{(\text{全体の量})}$ で計算します。
ここでは，“注目している量”として質量をとりあげます。
分母は，質量の場合と体積の場合があります。

ある物質を，他の液体に溶かすことを**溶解**といいます。このとき，ある物質を**溶質**といいます。溶かす液体を**溶媒**といいます。溶けた全体を**溶液**といいます。

例えば，食塩を水に溶かすとします。このとき，食塩が溶質です。水が溶媒です。溶かしてできた塩水が溶液です。

ある質量の溶液の中で，注目している溶質の質量の割合はどのくらいになっているか，という濃度を表すのに**質量パーセント濃度**を使います。単位は％です。

質量パーセント濃度は次の式で計算します。

$$\frac{(\text{溶質の質量})}{(\text{溶液の質量})}\times 100=\frac{(\text{溶質の質量})}{(\text{溶質の質量}+\text{溶媒の質量})}\times 100$$

つまり，“注目している量”は溶質の質量です。“全体の量”は溶液の質量です。

塩化ナトリウム（NaCl）とは，ようするに食塩です。

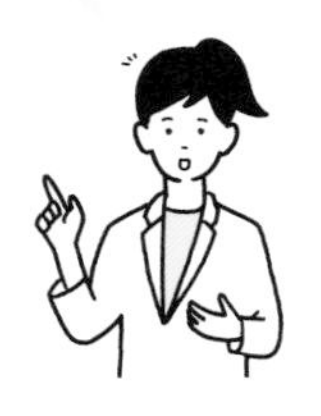

例えば，塩化ナトリウム10gを100gの水に溶解させます。このときの質量パーセント濃度は

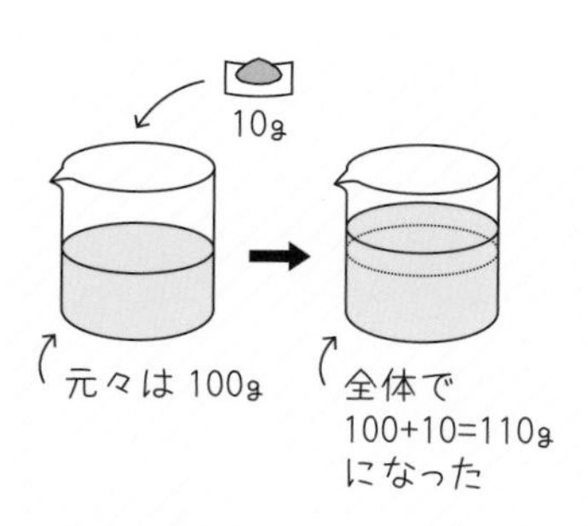

$$\frac{(\text{注目している量})}{(\text{全体の量})} \times 100$$

$$= \frac{10}{110} \times 100$$

$$= 0.0909 \times 100$$

$$= 9.09\%$$

となります。

ある体積の溶液の中で，溶質の質量の割合はどのくらいになっているか，ということを**重量濃度**といいます。

重量濃度は次の式で計算します。

$$\frac{\textbf{(溶質の質量)}}{\textbf{(溶液の体積)}}$$

つまり，“注目している量”は溶質の質量です。“全体の量”は溶液の体積です。

例えば，ヘモグロビンの重量濃度を計算してみます。いま，2mL採血して調べたら，0.3gのヘモグロビンが入っていたとします。体積2mLをdL単位に直すと2/100dLですから，重量濃度は

0.3/（2/100）　=　15　(g/dL)

となります。

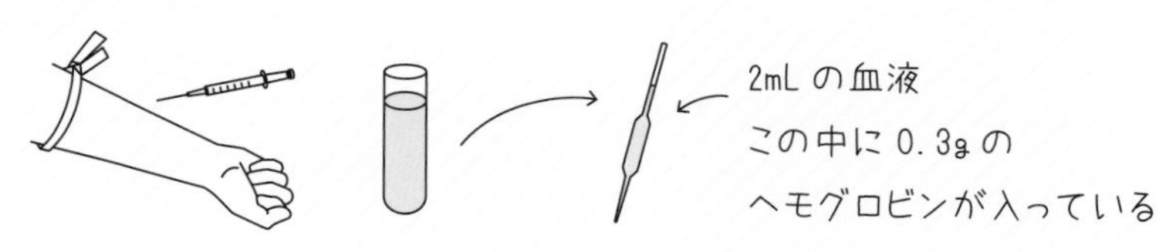

ヘモグロビンの重量濃度は，1dL中の重量gを単位としています。

1L＝10dL
1L＝1000mL

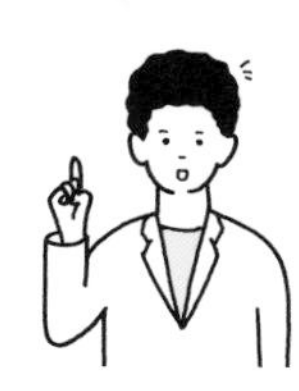

質量パーセント濃度	$\frac{\textbf{(溶質の質量)}}{\textbf{(溶液の質量)}} \times 100$	**分母が質量であることに注意。**
重量濃度	$\frac{\textbf{(溶質の質量)}}{\textbf{(溶液の体積)}}$	**分母が体積であることに注意。**

モルと濃度

24

濃度は割合です。つまり $\frac{(\text{注目している量})}{(\text{全体の量})}$ で計算します。
ここでは，“注目している量”として質量をとりあげます。
分母は，質量の場合と体積の場合があります。

ある基準となる体積の中で，注目している物質が（モルの単位で）どのくらいの個数だけ含まれているか，ということを**モル濃度**といいます。

モル濃度は次の式で計算します。

$$\frac{\textbf{(溶質の物質量（単位mol）)}}{\textbf{(溶液の体積（単位L）)}}$$

モル濃度の単位はmol/Lです。

硫酸はH_2SO_4です。
希硫酸は濃度の低い硫酸の水溶液のことです。

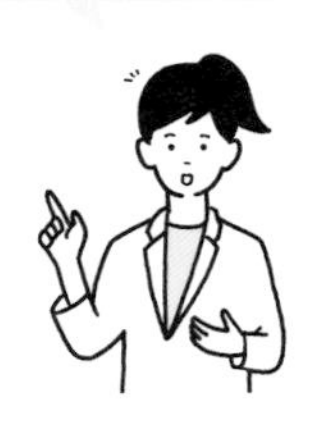

例えば，250mLの希硫酸の中に2.5gの硫酸が含まれているときのモル濃度を計算してみます。

硫酸の物質量は98です。つまり，98gで1モルです。ですから，2.5gをmol単位にすれば　2.5/98（mol）となります。溶液は250mLですから，L単位にすれば　250/1000（L）です。したがって，モル濃度は

$$\frac{(\text{溶質の物質量（単位mol）})}{(\text{溶液の体積（単位L）})} = \frac{(2.5/98)}{(250/1000)} = 0.1 \quad (\text{mol/L})$$

となります。

溶媒1kgの中で，注目している溶質の質量は（モルの単位で）どのくらいか，ということを**質量モル濃度**といいます。

質量モル濃度は次の式で計算します。

$$\frac{\textbf{(溶質の物質量(単位mol))}}{\textbf{(溶媒の質量(単位kg))}}$$

質量モル濃度の単位はmol/kgです。

例えば，250mLの希硫酸の中に2.5gの硫酸が含まれているときの質量モル濃度を計算してみます。この希硫酸の比重は1.2とします。

この溶液をL単位にすれば　250/1000（L）です。比重が1.2ですから溶液の質量は250/1000×1.2kgです。この中に2.5g，つまり2.5/1000kgの硫酸が入っているのです。ですから，溶媒の質量は

250/1000×1.2－2.5/1000

となります。したがって，質量モル濃度は

$$\frac{\text{(溶質の物質量(単位mol))}}{\text{(溶媒の質量(単位kg))}}$$

$$=\frac{(2.5/98)}{(250/1000\times1.2-2.5/1000)}=0.09\quad(\text{mol/kg})$$

となります。

比重は水（正確には4℃の蒸留水）との重さの比です。比重1.2とは“水より1.2倍重い”ということです（水1L＝1kgです）。

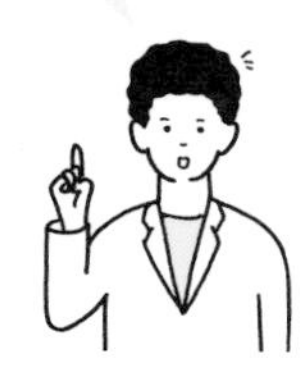

モル濃度	$\frac{\textbf{(溶質の物質量(単位mol))}}{\textbf{(溶液の体積(単位L))}}$	**分母が溶液の体積であることに注意。**
質量モル濃度	$\frac{\textbf{(溶質の物質量(単位mol))}}{\textbf{(溶媒の質量(単位kg))}}$	**分母が溶媒の質量であることに注意。**

酸と塩基

25

物質には，水に溶けるとイオンになるものがあります。
イオンの種類，量によって，酸性，塩基性（アルカリ性）が生じます。

分子は電気的にはプラスマイナス・ゼロです。物質の中には，水に溶かしたとき，プラスの部分，マイナスの部分に分解するものがあります。この分解のことを**電離**といいます。電離する物質のことを**電解質**といいます。電離したものを**イオン**といいます。

例えば，硫酸や水酸化ナトリウムは電解質です。

硫酸　　　　　　：$H_2SO_4 \rightarrow 2H^+ + SO_4^{2-}$　（H^+，Na^+はプラスのイオン）

水酸化ナトリウム：$NaOH \rightarrow Na^+ + OH^-$　（SO_4^{2-}，OH^-はマイナスのイオン）

エタノールやグルコースは電離しません（つまり，非電解質です）。

水溶液中で水素イオン（H^+）を出す物質を**酸**といいます。その水溶液が示す性質を**酸性**といいます。

水溶液中で水酸化物イオン（OH^-）を出す物質を**塩基**（**アルカリ**）といいます。その水溶液が示す性質を**塩基性**（**アルカリ性**）といいます。

酸性でも塩基性でもない性質を**中性**といいます。

酸1分子からできる水素イオン（H^+）の個数を**酸の価数**といいます。

塩基1分子からできる水酸化物イオン（OH^-）の個数を**塩基の価数**といいます。

例えば，硫酸は

$$H_2SO_4 \rightarrow 2H^+ + SO_4^{2-}$$

ですから，酸であり酸の価数は2です。

水酸化ナトリウムは

$$NaOH \rightarrow Na^+ + OH^-$$

ですから，塩基であり塩基の価数は1です。

1価の酸	塩酸 HCl，酢酸 CH_3COOH
2価の酸	硫酸 H_2SO_4，炭酸 H_2CO_3
3価の酸	リン酸 H_3PO_4，ホウ酸 H_3BO_3

1価の塩基	水酸化ナトリウム NaOH，アンモニア NH_3
2価の塩基	水酸化バリウム $Ba(OH)_2$，水酸化マグネシウム $Mg(OH)_2$
3価の塩基	水酸化アルミニウム $Al(OH)_3$，水酸化鉄（Ⅲ） $Fe(OH)_3$

表4　**おもな酸，塩基の価数**

アンモニア（NH_3）にはOH^-がありませんが，水に溶けると水分子と反応してOH^-が生じます。つまり1価の塩基なのです。

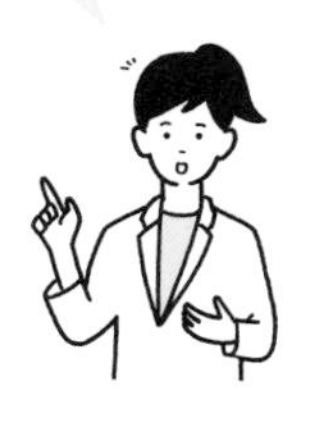

酸の価数が大きいほどH^+が多いわけですから，酸として強いはずです。分子を1つだけみればその通りです。でも，水溶液にしたときに，すべての分子が電離するとは限りません。電離しやすく，水溶液の中でH^+が多くなる方が酸として強くなるのです。

塩基についても同じことが成立します。

電離する割合を**電離度**といいます。

つまり，Xmolの電解質を水に溶かしたとき，Ymolだけが電離したならば，

$$電離度 = \frac{Y}{X}（無単位）$$

となります。

酸	硫酸 H_2SO_4	1
	酢酸 CH_3COOH	0.04
塩基	水酸化バリウム $Ba(OH)_2$	1
	アンモニア NH_3	0.02

厳密には濃度によって
電離度は変化する。
濃度が薄いほど
電離度は大きくなる

表5　**おもな酸，塩基の電離度**

濃度が薄いほど電離度が大きくなることを，オストワルトの希釈律といいます。

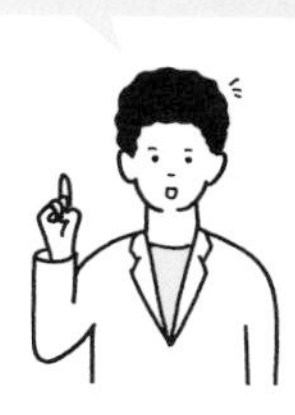

酸　　**水溶液にすると水素イオン（H^+）を出すもの。**

塩基　**水溶液にすると水酸化物イオン（OH^-）を出すもの。**

$$電離度 = \frac{（電離した量）}{（電解質の量）}$$

26 pH

酸や塩基の強さを表す数値としてpHを使います。
pHは，H^+の量の対数です。

水溶液中に水素イオン（H^+）が多いほど酸は強くなります。水溶液中に水酸化物イオン（OH^-）が多いほど塩基は強くなります。

ですから，酸や塩基の強さは，H^+やOH^-のモル濃度で表すことができます。

例えば，0.01モル濃度の水溶液では，

硫酸（H_2SO_4）のH^+の濃度	2.0×10^{-2}
酢酸（CH_3COOH）のH^+の濃度	4.0×10^{-4}
水酸化バリウム（$Ba(OH)_2$）のOH^-の濃度	2.0×10^{-2}
アンモニア（NH_3）のOH^-の濃度	2.0×10^{-4}

となっています。この指数表示の数をシンプルに見やすくするため，次のように，酸や塩基の強さの尺度を決めます。

水素イオン（H^+）の濃度を水素イオン濃度$[H^+]$と表します。そして，

$$\mathbf{pH = -\log_{10}[H^+]}$$

と定義します。

例えば，モル濃度が0.01（mol/L）の硫酸では，水素イオン濃度$[H^+]$は，

$$[H^+] = 2.0\times10^{-2}$$

ですから，

水素イオン濃度$[H^+]$は水素イオンの“濃さ”なので，モル濃度と水素イオンの価数，電離度が関係します。
つまり（水素イオン濃度）＝（価数）×（モル濃度）×（電離度）となります。
水酸化物イオン濃度も同様に，（価数）×（モル濃度）×（電離度）で求めます。
それぞれの価数と電離度についてはp.73の表を参照してください。

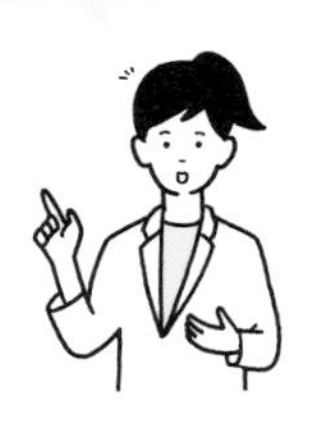

$$
\begin{aligned}
&\log_{10}[H^+] \\
&= \log_{10}(2.0 \times 10^{-2}) \\
&= \log_{10}2 + \log_{10}10^{-2} \\
&= 0.3 + (-2)\log_{10}10 \\
&= 0.3 - 2 = -1.7
\end{aligned}
$$

$\log_{10}2 = 0.3$ とします

となり，

$$\mathrm{pH} = 1.7$$

となります。

ここでは，硫酸が完全に電離している（電離度1）としています。硫酸の価数は2なので，モル濃度0.01（mol/L）の硫酸の中に$[H^+]$が0.02（$= 2.0 \times 10^{-2}$）（mol/L）存在するのです。

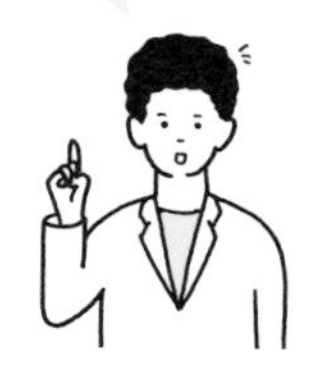

pHは，水素イオン（H^+）の量で定義しています。純粋な水は中性です。純粋な水の中には1.0×10^{-7}（mol/L）の水素イオン（H^+）が存在します。つまり，**水のpHは7**なのです。

塩基では水酸化物イオン（OH^-）が多量に存在します。H^+はOH^-と反応してH_2Oになってしまいます。つまり，塩基では水素イオン（H^+）の量は非常に少ないのです。

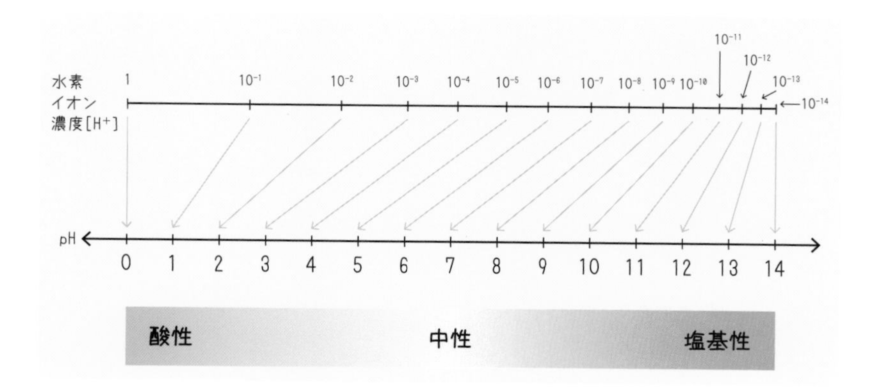

図10 **pH，酸性，塩基性（アルカリ性）の関係**

酸の水溶液が示す性質を酸性，塩基の水溶液が示す性質を塩基性またはアルカリ性といいます。

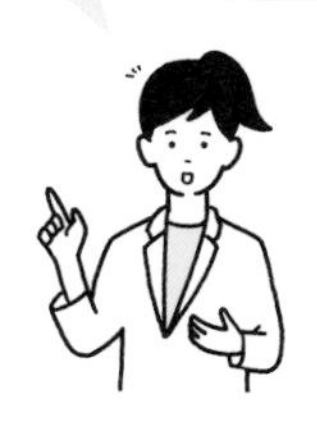

ステップ 2 臨床検査の計算

pH ＝ $-\log_{10}$（水素イオン濃度）

pH ＝ 7が中性。
pHの数字が小さいほど酸性が強くなる。
pHの数字が大きいほど塩基性（アルカリ性）が強くなる。

練習問題 3

問 1 (p.58)

次の数字を，与えられた有効数字の桁数で，10の累乗の指数表示で表しなさい。

[1]　123400（有効数字 1 桁）

[2]　123400（有効数字 2 桁）

[3]　123400（有効数字 3 桁）

[4]　602214085700000000000000　（有効数字 4 桁）

問 2 (p.58)

ある病院の入院患者を80人と推測しました。実際の人数は74人でした。
この場合の絶対誤差，相対誤差を求めなさい。

問 3 (p.60)

次の近似値の計算をしなさい。

[1]　25.243＋31.02

[2]　1.11×2.2

問 4 (p.60)

半径が2.5cmの半円の面積を求めなさい。

問 5 (p.62)

次のそれぞれの元素について，元素記号，原子番号を書きなさい。

[1]　水素

[2]　酸素

[3]　窒素

[4]　マグネシウム

[5]　リン

[6]　鉄

[7]　亜鉛

[8]　カルシウム

問 6 (p.62,66)

次の文の（　）にあてはまる数字を入れなさい。

酸素原子Oは，原子量が16である。したがって，酸素原子1モルの質量は（イ）gである。酸素分子O_2の分子量は（ロ）である。したがって，80gの酸素分子の物質量は（ハ）モルとなる。つまり，（ニ）個の酸素分子が存在するのである。

問 7 (p.62)

炭素 $^{12}_{6}C$ と $^{13}_{6}C$ について次の質問に答えなさい。

[1] $^{12}_{6}C$ の6は何を表しますか。

[2] $^{13}_{6}C$ が持つ中性子の数を求めなさい。

[3] 自然界の炭素は，$^{12}_{6}C$ と $^{13}_{6}C$ が98：2の比率で構成されているとします。
同位体の相対質量はその質量数に等しいとして，炭素の原子量を求めなさい。

問 8 (p.66)

次の文章が正しければ○を，間違っていれば×を書きなさい。

[1] 原子量aの原子A agの中には，アボガドロ数の個数の原子Aがある。(　)

[2] 原子量aの原子A 2agの中には，2モルの原子Aがある。(　)

[3] アボガドロ数の半分の個数は0.5モルである。(　)

[4] 水 H_2O の分子量は18であるから，1モルは18gである。(　)

[5] 水 H_2O の分子量は18であるから，18gの水の中には，
酸素Oがアボガドロ数の個数だけ含まれている。(　)

[6] 水 H_2O の分子量は18であるから，18gの水の中には，水素Hが，
アボガドロ数の2倍の個数だけ含まれている。(　)

問 9 (p.68)

塩化ナトリウム10gを100gの水に溶かしました。このときの質量パーセント濃度を求めなさい。

問 10 (p.70)

1Lの希硫酸に H_2SO_4 が4.9g含まれているとします。このときのモル濃度を求めなさい。ただし，H_2SO_4 の分子量は98であるとします。

問 11 (p.68,70)

塩化ナトリウム5.85gを100gの水に溶かしました。このとき，次の問に答えなさい。

[1] 質量パーセント濃度を求めなさい。

[2] 質量モル濃度を求めなさい。ただし，塩化ナトリウムの分子量は58.5であるとします。

問 12 (p.74)

次のもののpHを求めなさい。ただし，$\log_{10}1.6=0.2$，$\log_{10}2=0.3$ とします。

[1] モル濃度0.01の塩酸水溶液 (電離度1)

[2] モル濃度0.01の硫酸水溶液 (電離度1)

[3] モル濃度0.1の酢酸水溶液 (電離度0.016)

[解答・解説]

問 1　有効数字を作るには，まず，与えられた桁数の，その次の桁を四捨五入します。

そして，最初（いちばん左）の桁を，小数点の左の一の位に書き，残りは小数点の右に書き，10の累乗の指数で表します。

[1]　有効数字が1桁ですから，123400　を　100000　とします。そして，**1×10^5**と表します。

[2]　有効数字が2桁ですから，123400　を　120000　とします。そして，**1.2×10^5**と表します。

[3]　有効数字が3桁ですから，123400　を　123000　とします。そして，**1.23×10^5**と表します。

[4]　有効数字が4桁ですから，602214085700000000000000 を　602200000000000000000000　とします。そして，**6.022×10^{23}**と表します。

問 2　絶対誤差は，（推測値）―（実際値）　ですから，

80－74＝**6**（人）　となります。

相対誤差は，（絶対誤差）/（実際値）　ですから，

(80－74)/74　＝　**0.08**　となります。

問 3

[1]　近似値の加減は，計算結果を四捨五入して，与えられた数字の中で最も高い位に合わせるように四捨五入します。

25.243＋31.02＝56.263

ここで，与えられた数字は

25.243が小数第三位

31.02が小数第二位

なので，小数第二位に合わせて，**56.26**　が答になります。

[2]　近似値の乗除は，計算結果を，与えられた数字の中で最も有効数字の桁数が少ないものに合わせるように四捨五入します。

1.11×2.2＝2.442

ここで，与えられた数字は

1.11が有効数字3桁

2.2が有効数字2桁

なので，2桁に合わせて　**2.4**　が答になります。

問 4　円の面積は（半径）×（半径）×（円周率）で求まります。

近似値の掛け算は，計算結果を，与えられた数字の中で最も有効数字の桁数が少ないものに合わせるように四捨五入します。

定数は，1桁多く取ります。

ここで与えられた数字は2.5で，有効数字は2桁なので

2.5×2.5×3.14＝19.625　より　**20**　が答になります。

問 5　元素記号は，元素を表すアルファベットの記号です。元素のラテン語名を元に作られています（p.65参照）。

原子番号は，その元素の原子核にある陽子の数です。

[1]　水素　**H**　**1**

[2]　酸素　**O**　**8**

[3]　窒素　**N**　**7**

[4]　マグネシウム　**Mg**　**12**

[5]　リン　**P**　**15**

[6]　鉄　**Fe**　**26**

[7]　亜鉛　**Zn**　**30**

[8]　カルシウム　**Ca**　**20**

問 6　元素の質量数とは，その元素に含まれる陽子と中性子の数の和です。つまり，個数なので自然数です。

元素の原子量とは，その元素の同位体の存在比率で，それぞれの質量数を加えたものです。存在比率を入れていますので，原子量の数値は有理数です。

分子量とは，その分子を構成する原子量の和です。

アボガドロ数の個数を1モルとよびます。

原子量aの元素を1モル集めるとagになります。

分子量bの分子を1モル集めるとbgになります。

(イ) 原子量が16なので，1モルでは　**16** g　となります。

(ロ) 酸素分子は，酸素原子2個から作られています。ですから分子量は，16＋16で　**32**　となります。

(ハ) 酸素分子の分子量は32です。ですから，酸素分子を1モル集めると32gになります。80gでは80÷32＝**2.5**モルになります。

(ニ) 1モルとは，アボガドロ数，つまり，6.02×10^{23}個のことです。ですから，2.5モルは

$2.5\times6.02\times10^{23}$個になります。

問 7　元素は，次の書き方で表します。

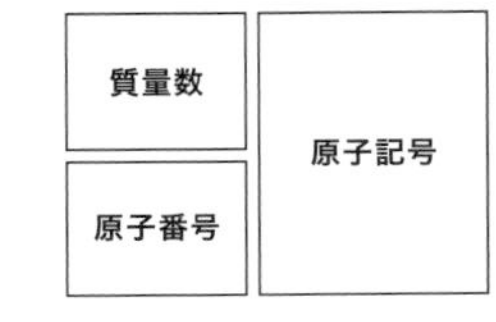

原子番号は，原子核に含まれている陽子の個数です。

質量数は，原子核に含まれている陽子と中性子の個数です。

[1]　**原子番号**（または**陽子の数**）

[2]　**7**

原子番号が6ですから，陽子の数は6です。

質量数が13ですから，陽子と中性子を合わせた個数は13です。したがって，中性子の数は13－6＝7となります。

[3]　**12.02**

原子量は

（同位体の質量数）×（その同位体の存在比率）

の和で計算します。

この問では，$^{12}_{6}$Cの存在比率は98/100です。$^{13}_{6}$Cの存在比率は2/100です。したがって，原子量は

12×98/100　＋　13×2/100＝12.02

となります。

問 8

[1]　○　原子量aの原子Aを1モル集めるとagになります。つまり，agの中には，1モルの個数の原子Aがあります。モルとは，アボガドロ数を表す単位です。ですから，agの中には，アボガドロ数，つまり6.02×10^{23}個の原子Aがあります。

[2]　○　原子量aの原子Aを1モル集めるとagになります。つまり，agの中には，1モルの個数の原子Aがあります。ですから，2agの中には2モルの個数の原子Aがあります。

[3]　○　モルとは，アボガドロ数を表す単位です。ですから，アボガドロ数の半分は0.5モルです。

[4]　○　分子量bの分子を1モル集めるとbgになります。ですから，分子量18の水を1モル集めると18gになります。

[5]　○　分子量18の水18gの中には，1モル，つまりアボガドロ数の個数の水の分子があります。この個数の分子をバラバラにすると，水はH_2Oですから，酸素Oはアボガドロ数の個数になります。ちなみに，水素Hは，アボガドロ数の倍の個数になります。

[6]　○　[5]の解説を参照.

問 9　質量パーセント濃度は，

$$\frac{(\text{注目しているもの（溶質）の質量})}{(\text{全体（溶液）の質量})} \times 100$$

で計算します。

この問では，注目しているのは塩化ナトリウムであり，これが10gあります。それを100gの水に溶かしているのですから，全体の質量は　(10＋100) gになります。したがって，

$(10/(10+100)) \times 100$　より，**約9.1%**となります。

問 10　モル濃度は

$$\frac{(\text{溶質の物質量（単位mol）})}{(\text{溶液の体積（単位L）})}$$

で計算します。

物質量は

(質量) / (モル質量)

で計算します。

モル質量は，1モルあたりの質量です。

この問では，質量は4.9gです。H_2SO_4の分子量が98なので，1モルでは98gとなります。したがって，問の場合の物質量は

4.9/98　＝　0.05 (モル)

となります。この問では，溶液の体積は1Lですので，モル濃度は

0.05/1　＝　**0.05 (mol/L)**　となります。

問 11

[1]　質量パーセント濃度は，

$$\frac{(\text{注目しているもの（溶質）の質量})}{(\text{全体（溶液）の質量})} \times 100$$

で計算します。

この問では，注目しているのは塩化ナトリウムであり，これが5.85gあります。それを100gの水に溶かしているのですから，全体の質量は (5.85＋100) gになります。したがって，

$(5.85/(5.85+100)) \times 100$　より，**約5.5%**となります。

[2]　質量モル濃度は，

$$\frac{(\text{溶質の物質量（単位mol）})}{(\text{溶媒の質量（単位kg）})}$$

で計算します。

物質量は

(質量) / (モル質量)

で計算します。

モル質量は，1モルあたりの質量です。

この問では，分子量が58.5なので，1モルでは58.5gです。与えられた質量は5.85gなので，物質量は

5.85/58.5

より0.1 (モル) です。これを，0.1kg (100g) の溶媒に溶かしたので，

0.1/0.1　より**1 (mol/kg)**　となります。

問 12　pHは，

$-\log_{10}$(水素イオン濃度)　で計算します。

水素イオン濃度は

(価数) × (モル濃度) × (電離度)　で計算します。

[1]　塩酸は価数が1です。モル濃度0.01で電離度1だから，水素イオン濃度は0.01です。したがって

$pH = -\log_{10}(0.01) = -\log_{10}10^{-2}$

$= -(-2)\log_{10}10 = \mathbf{2}$

[2]　硫酸は価数が2です。モル濃度0.01で電離度1だから，水素イオン濃度は0.02となります。したがって，

$pH = -\log_{10}(0.02) = -\log_{10}(2 \times 0.01)$

$= -\log_{10}(2 \times 10^{-2})$

$= -(\log_{10}2 + \log_{10}10^{-2})$

$= -(\log_{10}2 + (-2)\log_{10}10)$

$= -(\log_{10}2 - 2) = 2 - \log_{10}2$

$= 2 - 0.3 = \mathbf{1.7}$

問題文より
$\log_{10}2 = 0.3$

[3]　酢酸は価数が1です。モル濃度0.1で電離度0.016だから，水素イオン濃度は，$0.0016 = 1.6 \times 10^{-3}$となります。したがって

$pH = -\log_{10}(1.6 \times 10^{-3})$

$= -(\log_{10}1.6 + \log_{10}10^{-3})$

$= -(\log_{10}1.6 + (-3)\log_{10}10)$

$= -(\log_{10}1.6 - 3)$

$= 3 - \log_{10}1.6 = 3 - 0.2 = \mathbf{2.8}$

問題文より
$\log_{10}1.6 = 0.2$

オームの法則

27

電気の，電流，電圧，抵抗の間にはオームの法則が成立します。

電池と電球を導線でつないで，スイッチを入れると電球が点灯します。電池から出た電気が電球に仕事をしたからなのです。

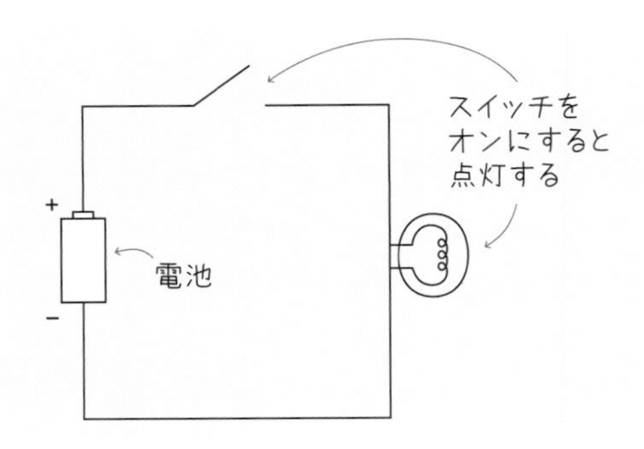

図11 **電気による電球の点灯**

電池が電気を発生することを"電池には**起電力**がある"といいます。
電気が電球で仕事をすると電圧が下がります。これを**電圧降下**といいます。

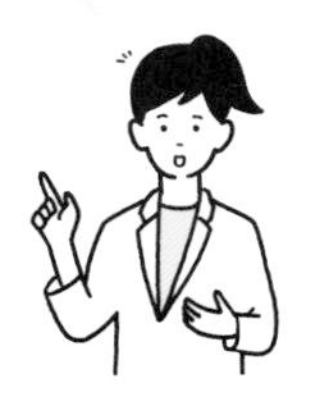

電池は電気を発生します。電気は導線を通って流れます。電気は電球で仕事をします。その後，電気は電池に戻ります。

電気の流れを**電流**といいます。電流の強さを**電圧**といいます。電球のように，電気に仕事をさせるものを**抵抗**といいます。

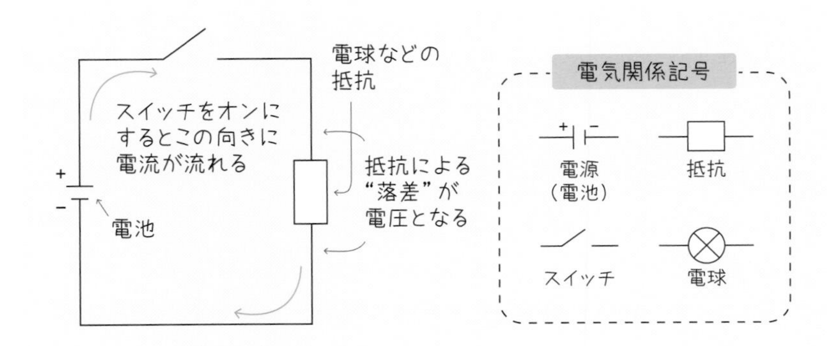

図12 **電流，電圧，抵抗の関係**

例えれば，電気は水の流れのようなものです。

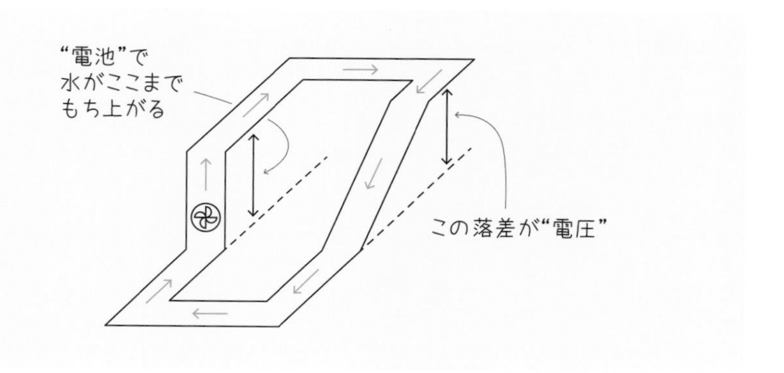

図13　**電気という水の流れ**

電気がぐるぐるまわるには導線が閉じていなければなりません。これを**閉回路**といいます。

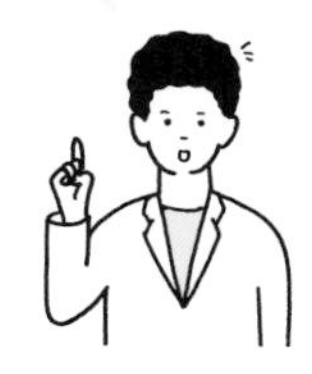

電流I（単位A），**電圧V**（単位V），**抵抗R**（単位Ω）の間には，電流と電圧は比例し，その比の値が抵抗である，という関係があります。つまり，

$$\frac{V}{I} = R \quad \text{または} \quad V = IR$$

となります。この関係を**オームの法則**といいます。

Aはアンペア，Vはボルト，Ωはオームと読みます。

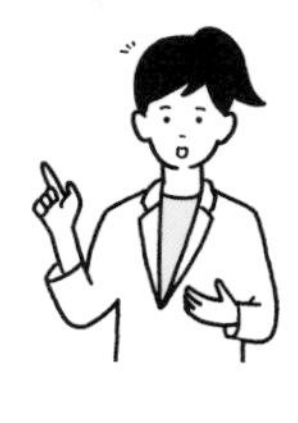

電流Iと電圧Vに対して

$$P = IV$$

を**電力**P（単位W）といいます。

Wはワットと読みます。

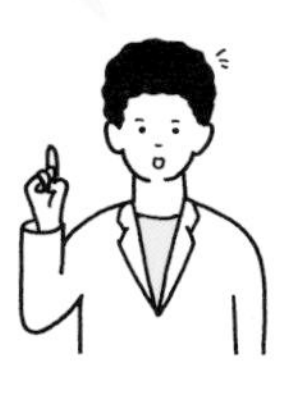

オームの法則　$V = IR$

電力　$P = IV$

2 節

抵抗の接続

28

直列と並列

複数の抵抗をつなげて1つの抵抗とすることができます。
つなぎ方には，直列と並列の2種類があります。

複数の抵抗をつなげて，全体として1つの抵抗とすることができます。この全体の抵抗を**合成抵抗**といいます。

ここでは，2つの抵抗をつなげる場合を説明します。3つ以上の場合は，順番に1つずつ増やせばいいのです。

2つの抵抗を縦に連続してつなげる方法を**直列**といいます。

2つの抵抗をR_1，R_2とし，それぞれの抵抗間での電圧をV_1，V_2とします。

縦につなげているので，R_1，R_2を流れる電流は同じです。その値をIとします。そうすると，オームの法則から

$$V_1 = IR_1,\quad V_2 = IR_2$$

となります。

縦につなげているので，全体の電圧VはV_1とV_2の和になります。よって，上式と組み合わせて，

$$V = V_1 + V_2 = I(R_1 + R_2)$$

となります。

つまり抵抗R_1，R_2を直列したときの合成抵抗Rは

$$R = R_1 + R_2$$

となります。

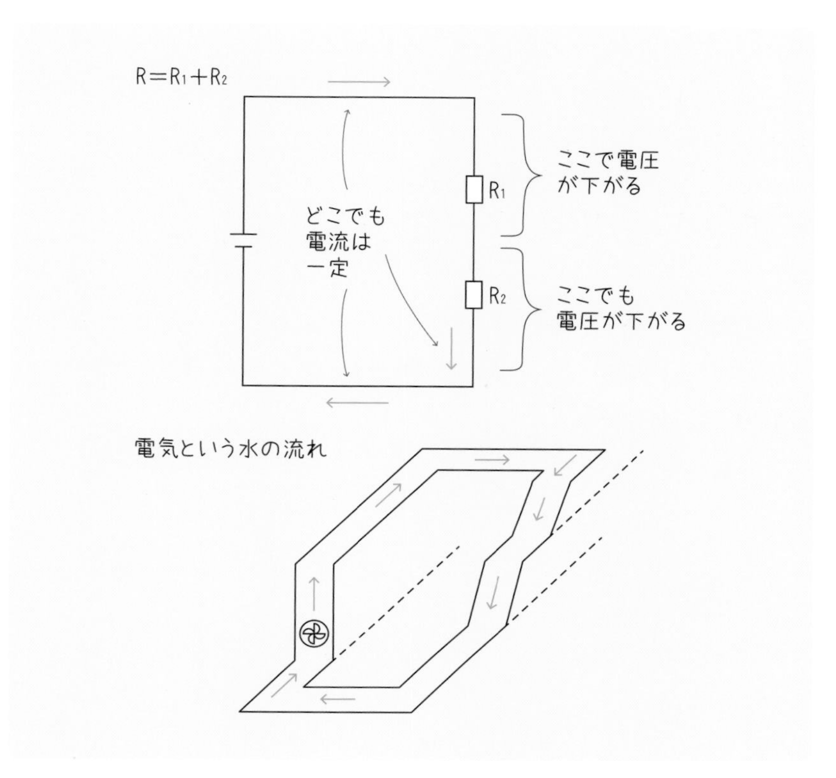

図14　**直列の合成抵抗**

2つの抵抗を横に並べてつなげる方法を**並列**といいます。

横に並べているので，抵抗R_1とR_2にかかる電圧は同じです。それをVとします。電流は二股に分かれます。それぞれI_1，I_2とします。全体の電流をIとすれば，

$$I = I_1 + I_2$$

となるわけです。

ところで，各抵抗のオームの法則は

$$V = I_1R_1, \quad V = I_2R_2$$

ですから，

$$
\begin{aligned}
I &= I_1 + I_2 \\
&= \frac{V}{R_1} + \frac{V}{R_2} \\
&= \left(\frac{1}{R_1} + \frac{1}{R_2}\right) V
\end{aligned}
$$

となります。

合成抵抗をRとすれば，合成抵抗のオームの法則は　$V = IR$，つまり $I = \dfrac{V}{R}$ ですから，上式と組み合わせて，

$$
\frac{1}{R} = \frac{1}{R_1} + \frac{1}{R_2}
$$

つまり

$$
R = \frac{R_1 R_2}{(R_1 + R_2)}
$$

となります。

この計算のやり方はp.28で勉強しました。

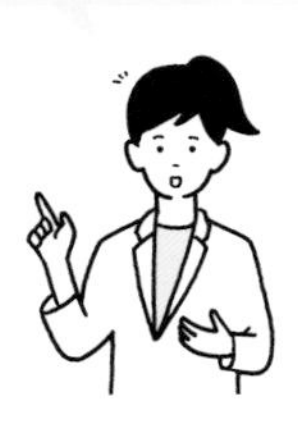

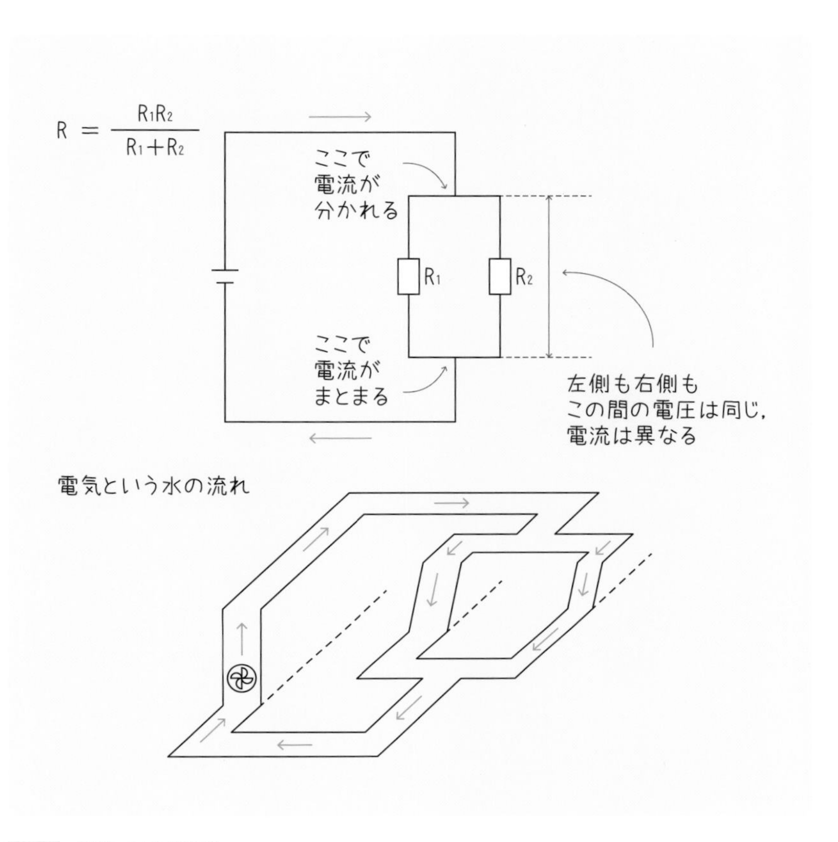

図15　**並列の合成抵抗**

直列の合成抵抗　　$R = R_1 + R_2$

並列の合成抵抗　　$\frac{1}{R} = \frac{1}{R_1} + \frac{1}{R_2}$,　$R = \frac{R_1R_2}{(R_1 + R_2)}$

29 電気回路のキルヒホッフの法則

電気回路は水の流れと同じです。グルグルと循環して，“水”の増減はありません。

電気回路では，次のキルヒホッフの法則が成立します。

Ⅰ：ある点に流入する電流と流出する電流は同じである。

Ⅱ：起電力の和と電圧降下の和は等しい。

例えば，図のような回路を考えます。

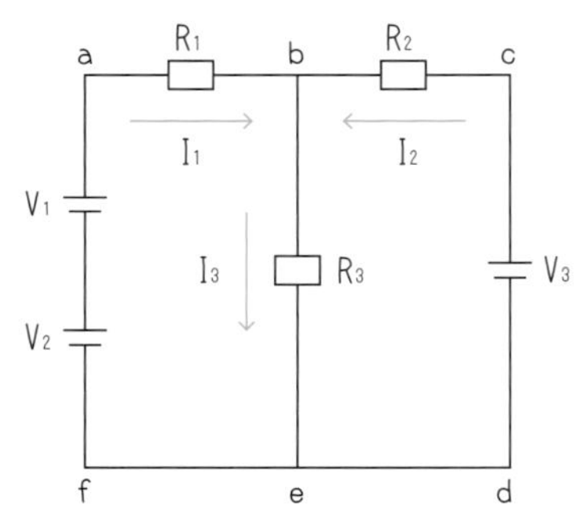

点bの場所では，左から電流I_1が流入します。右から電流I_2が流入します。したがって，下向きには　I_1+I_2の電流が流出するのです。これがキルヒホッフの法則Ⅰです。

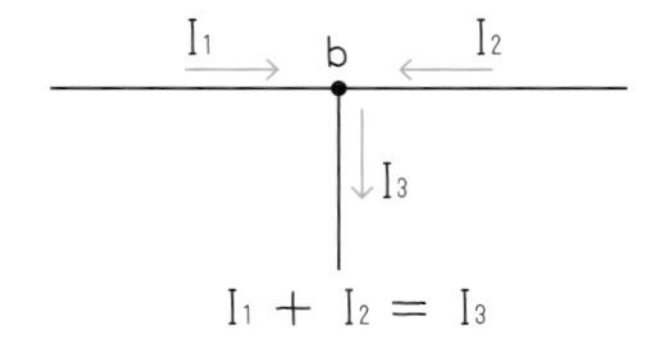

閉回路a→b→e→f→aに注目します。この回路では，電池が2つあります。それぞれV_1，V_2の電圧を産んでいます。R_1とR_3の抵抗があります。この電圧，抵抗，電流の間に

$$V_1+V_2 = I_1R_1+I_3R_3$$

閉回路は他にもあります。例えばa→f→e→b→aは，a→b→e→f→aと方向が逆なので，別の閉回路となります。

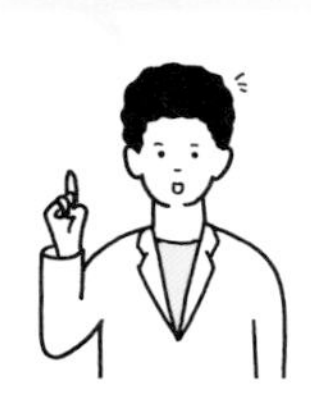

が成立するのです。これがキルヒホッフの法則Ⅱです。

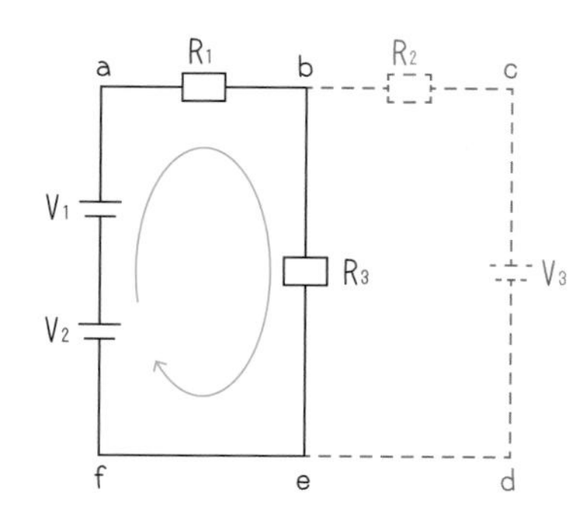

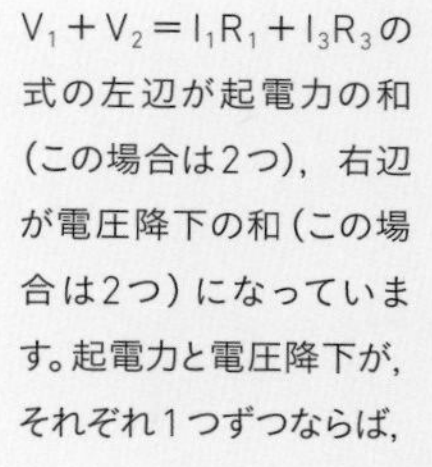

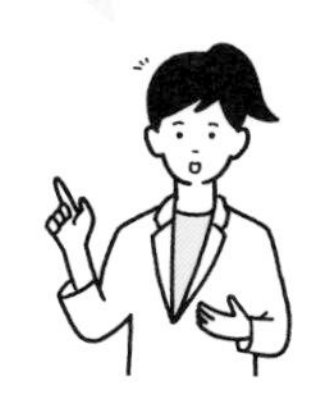

図のような回路を考えます。

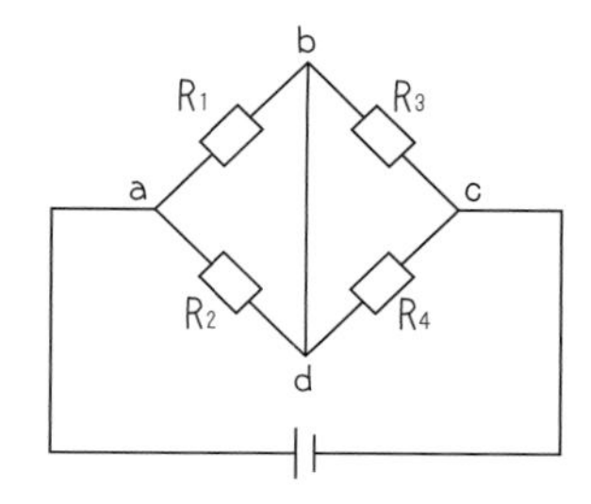

点bと点dの間に電流が流れていないときは

$$\frac{R_1}{R_2}=\frac{R_3}{R_4}$$

が成立します。

点bと点dの間に電流が流れていない，ということは点bと点dの間の電圧が同じ，ということです。

この関係が成立する回路を**ホイートストンブリッジ**といいます。

ホイートストンブリッジを使えば，3つの既知の抵抗から未知の抵抗の値を求めることができます。いろいろな測定回路の原点になっているのがホイートストンブリッジなのです。

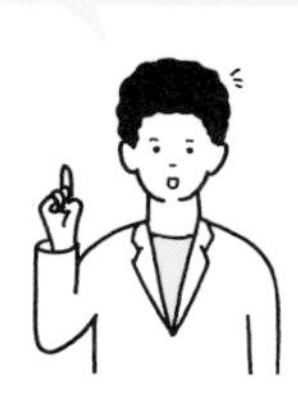

キルヒホッフの法則

Ⅰ：流入した電流だけ流出する

Ⅱ：起電力の和と電圧降下の和は等しい

ホイートストンブリッジ

$$\frac{R_1}{R_2}=\frac{R_3}{R_4}$$

三角関数と正弦波

30

臨床検査にはいろいろな波が使われています。その基本となるのが正弦波です。正弦波の元になっているのが三角関数です。

超音波検査（エコー検査）に使われる超音波は，人間には聞こえない音の波です。X線検査（レントゲン検査）に使われるX線は，光と同じ波です。

人体の検査にはいろいろな波が使われています。その基本となるのが**正弦波**（せいげんは）です。

平面上で，原点Oを中心として半径rの円を描きます。x軸よりスタートして，反時計まわりに回転して角度がθとなる点をP（x，y）とします。このとき，

$$\sin\theta=\frac{y}{r},\quad \cos\theta=\frac{x}{r},\quad \tan\theta=\frac{y}{x}$$

を，それぞれ，角度θの**正弦**（せいげん），**余弦**（よげん），**正接**（せいせつ）といいます。これらを総称して**三角関数**といいます。

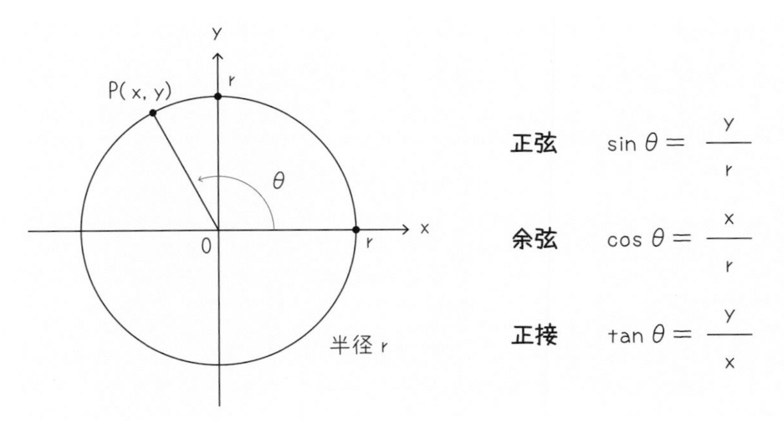

図16 **三角関数**

例えば，

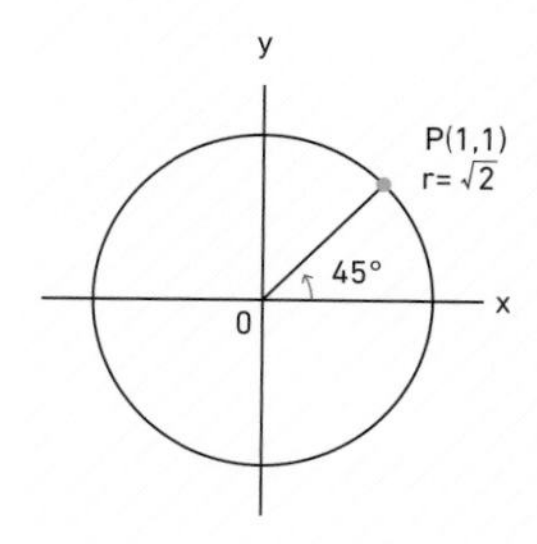

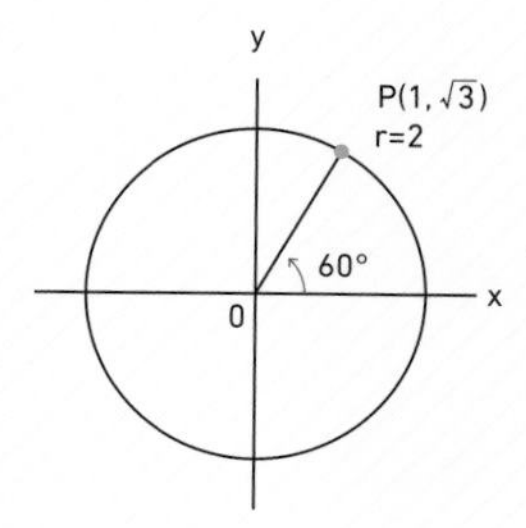

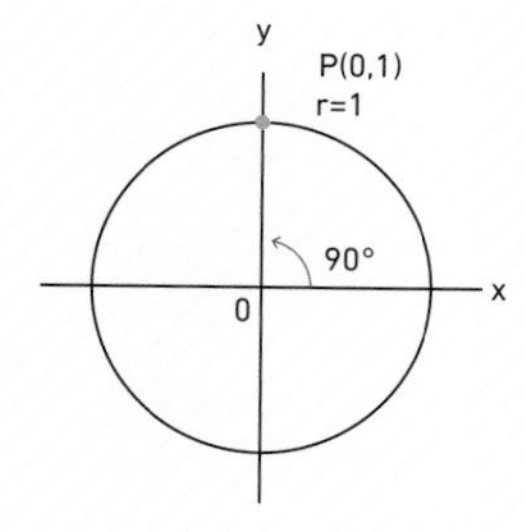

$\sin 45^\circ = \dfrac{1}{\sqrt{2}}$　　$\sin 60^\circ = \dfrac{\sqrt{3}}{2}$　　$\sin 90^\circ = 1$

$\cos 45^\circ = \dfrac{1}{\sqrt{2}}$　　$\cos 60^\circ = \dfrac{1}{2}$　　$\cos 90^\circ = 0$

$\tan 45^\circ = 1$　　$\tan 60^\circ = \sqrt{3}$　　$\tan 90^\circ =$ （分母が0なので定義されない）

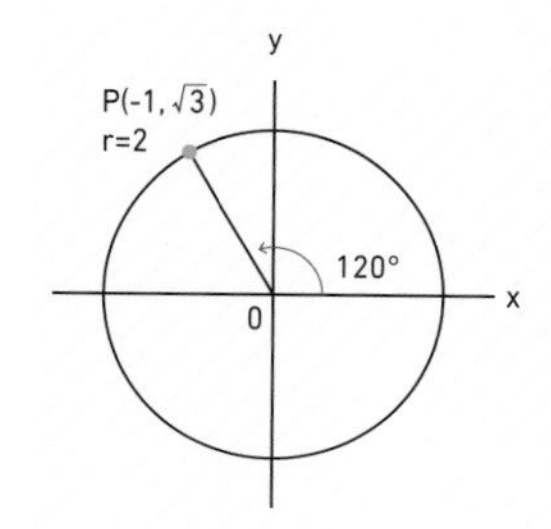

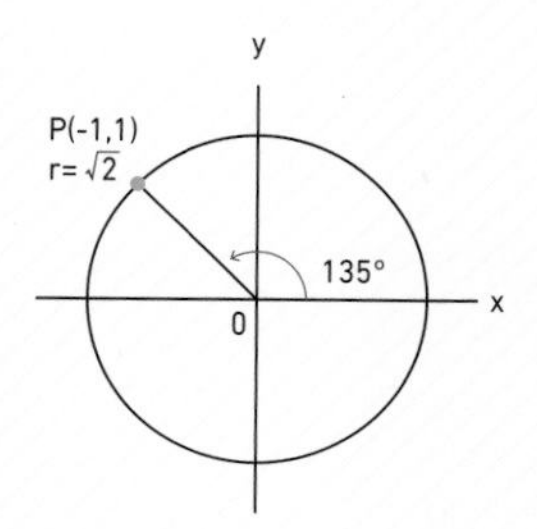

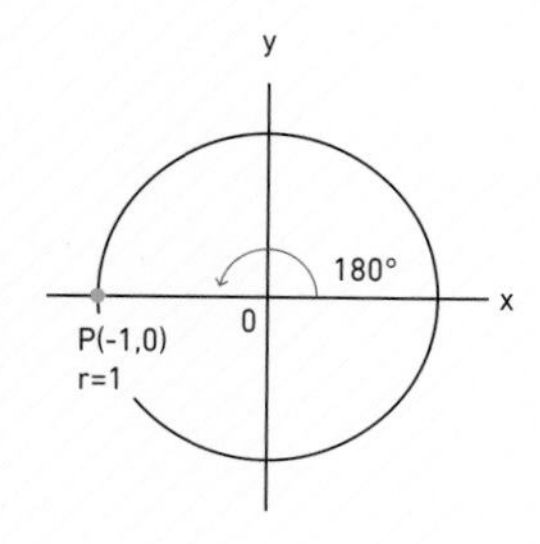

$\sin 120^\circ = \dfrac{\sqrt{3}}{2}$　　$\sin 135^\circ = \dfrac{1}{\sqrt{2}}$　　$\sin 180^\circ = 0$

$\cos 120^\circ = \dfrac{-1}{2}$　　$\cos 135^\circ = \dfrac{-1}{\sqrt{2}}$　　$\cos 180^\circ = -1$

$\tan 120^\circ = -\sqrt{3}$　　$\tan 135^\circ = -1$　　$\tan 180^\circ = 0$

この例の場合，半径rと点Pのx座標，y座標の長さの関係は，次の三角形の辺の長さの関係になっています。

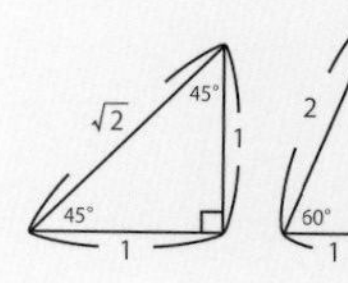

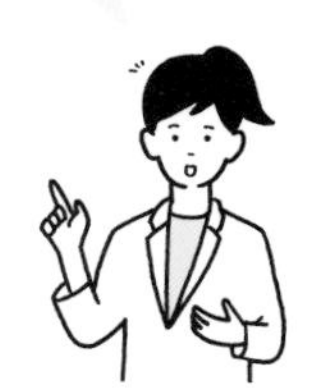

ステップ 2 臨床検査の計算

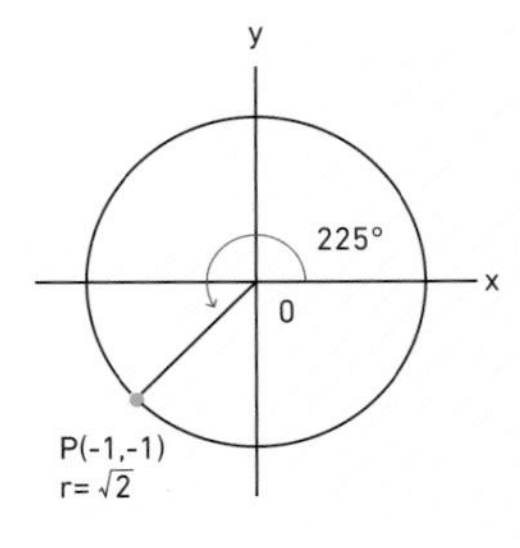

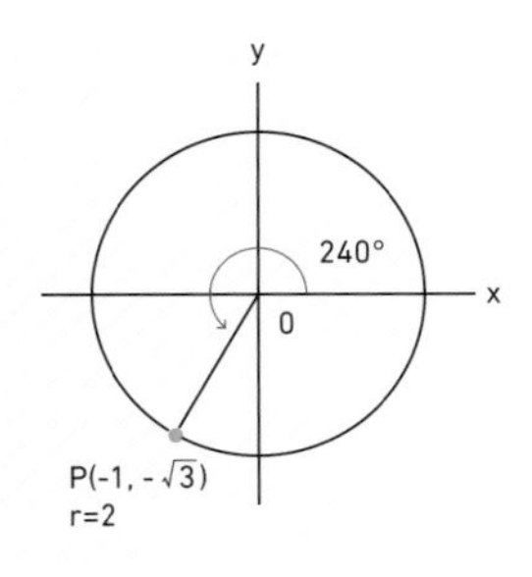

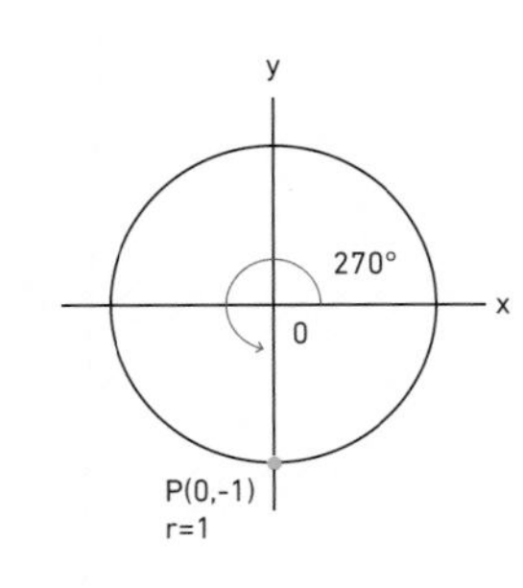

$\sin 225^\circ = \dfrac{-1}{\sqrt{2}}$

$\cos 225^\circ = \dfrac{-1}{\sqrt{2}}$

$\tan 225^\circ = 1$

$\sin 240^\circ = \dfrac{-\sqrt{3}}{2}$

$\cos 240^\circ = \dfrac{-1}{2}$

$\tan 240^\circ = \sqrt{3}$

$\sin 270^\circ = -1$

$\cos 270^\circ = 0$

$\tan 270^\circ =$ （分母が0なので定義されない）

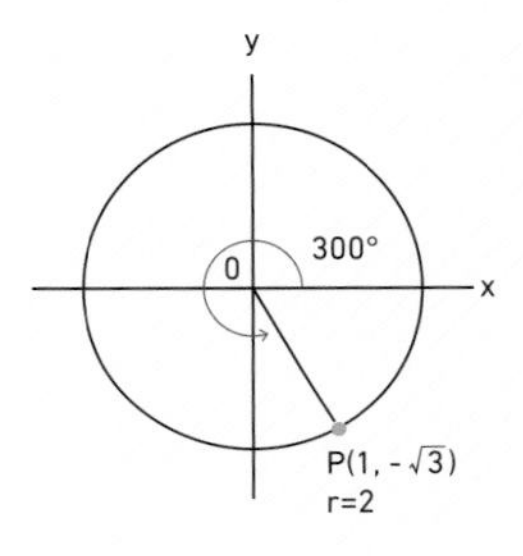

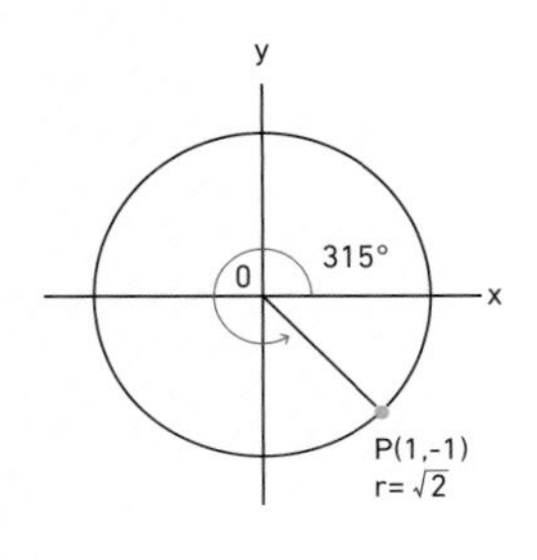

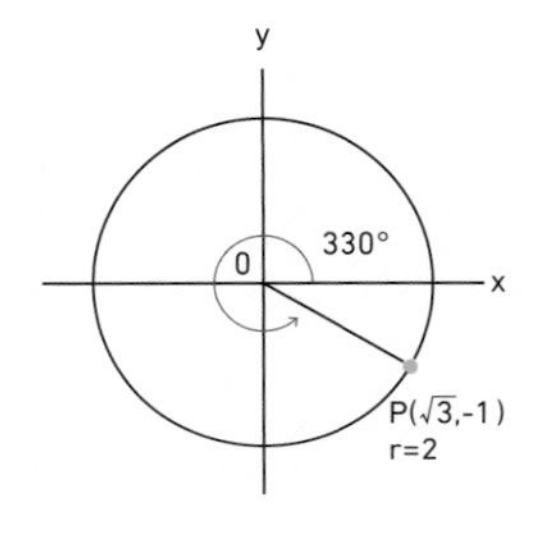

$\sin 300^\circ = \dfrac{-\sqrt{3}}{2}$

$\cos 300^\circ = \dfrac{1}{2}$

$\tan 300^\circ = -\sqrt{3}$

$\sin 315^\circ = \dfrac{-1}{\sqrt{2}}$

$\cos 315^\circ = \dfrac{1}{\sqrt{2}}$

$\tan 315^\circ = -1$

$\sin 330^\circ = \dfrac{-1}{2}$

$\cos 330^\circ = \dfrac{\sqrt{3}}{2}$

$\tan 330^\circ = \dfrac{-1}{\sqrt{3}}$

となります。

点Pが円周上をグルグルまわるとき，点Pのy方向の長さは増減します。つまり，sin θの長さが増減するのです。そこで，

$$y = \sin\theta$$

としてグラフを描くと

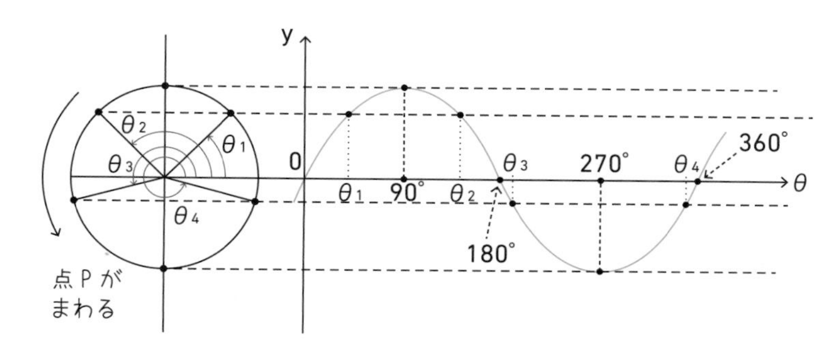

となります。

これを**正弦曲線**といいます。上下する波になっているので，**正弦波**ともいいます。

超音波やX線などの波の原点となる形が正弦波です。

ステップ2　臨床検査の計算

三角関数

$$\sin\theta=\frac{y}{r},\quad \cos\theta=\frac{x}{r},\quad \tan\theta=\frac{y}{x}$$

1 節

正弦波

波の関係式

31

波の性質は，波長，周波数，速度の３つで決まります。

波長λの単位はメートル(m)です。
周期Tの単位は秒(s)です。

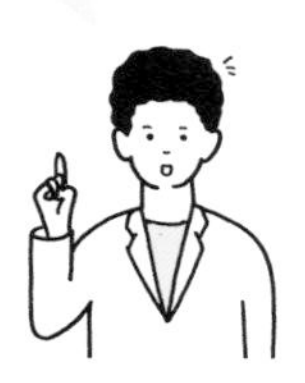

速度vの単位はm/sです。

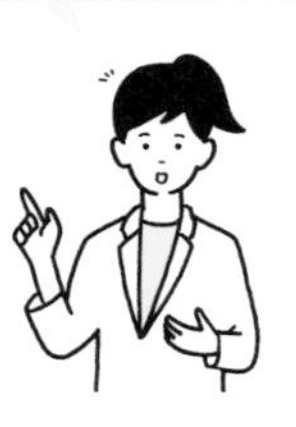

波は同じ形の繰り返しになっています。見やすい山と谷に注目して説明します。

山と谷の間の長さを**波高**といいます。波高の半分を**振幅**といいます。

山と山の間の長さを**波長**λといいます。

山と山の間の時間を**周期**Tといいます。

単位時間（1秒間）に1つの山が進む距離を**速度**vといいます。

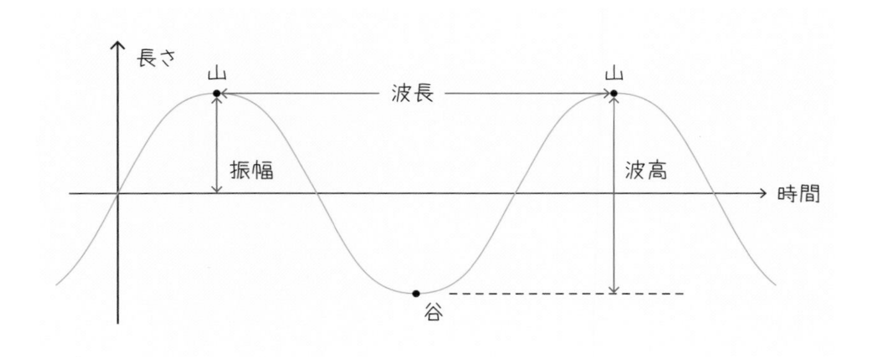

図17 **波の要素**

周期Tの間に波は1波長の距離を進みます。ですから，波長λの波の速度vは

（周期の時間）：（波長） ＝ （単位時間）：（波の速度）

つまり

$$T : \lambda = 1 : v$$

という比例式の関係から

$$v = \frac{\lambda}{T}$$

となります。

単位時間内に存在する周期の数を**周波数**fといいます。比例式で書くと

（周期の時間）:（波長１個）　＝　（単位時間）:（周波数）

つまり

T：1＝1：f

となっています。この比例式から，周波数fは周期Tの逆数，つまり

$$f = \frac{1}{T}$$

となります。

例えば，

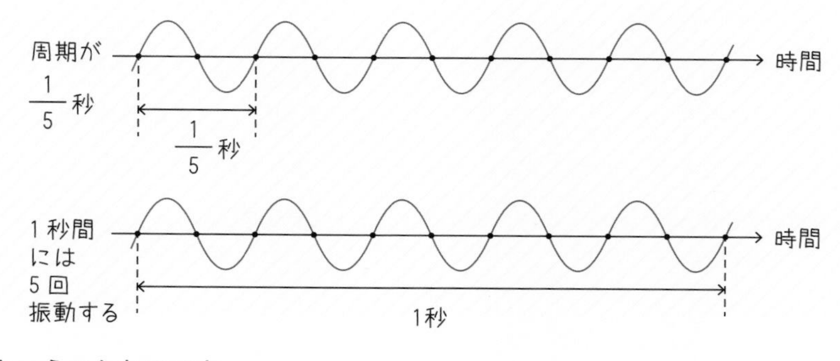

ということなのです。

周波数の単位はヘルツ（Hz）です。
単位時間は秒（s）です。
周波数とは1秒の中に何個の周期があるか，ということです。

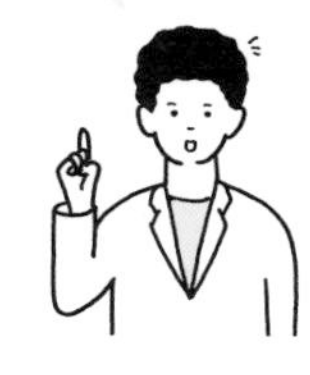

単位時間にf回振動し，1回の振動で進む距離がλですから，波の速度vは

$$v = f\lambda$$

ということになります。

超音波検査に使われる超音波は，音の波です。

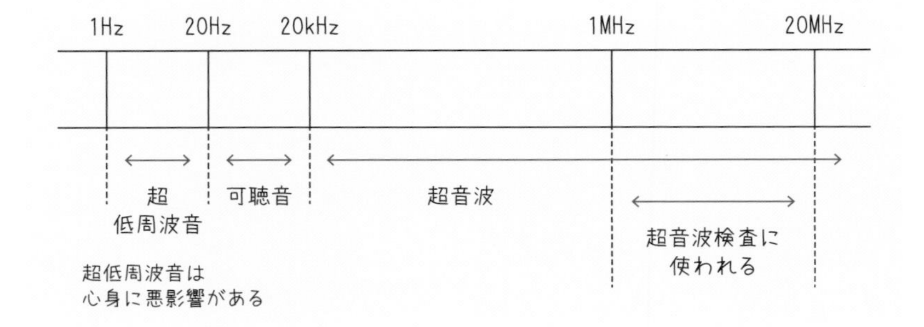

図18 **音波の周波数**

X線検査のX線は，光と同じ電磁波です。

周波数(Hz)	10^{-12}	10^{-9}	4×10^{14}	7.5×10^{14}	
ガンマ線	X線	紫外線	可視光線	赤外線	短波　中波　長波

図19 **電磁波の周波数**

波が進行している物質のことを**媒質**といいます。

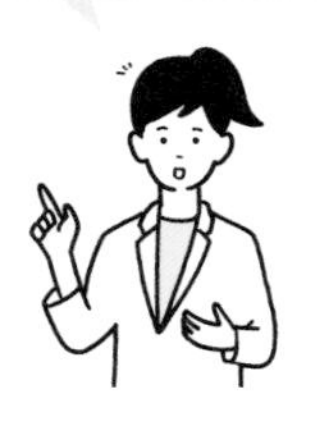

波は，進行している物質によって速度が変わります。とくに音波では，速度の差がかなり大きいです。その物質を通過するときの音波の速度v(m/s)と物質の密度ρ(kg/m^3)に対して，

$$Z = \rho v$$

を**音響インピーダンス**Z(10^6kg/m^2・s)といいます。

例えば，脂肪では$v=1476$，$\rho=935$なので，$Z=1.38$となります。骨では$v=3360$，$\rho=2320$なので，$Z=7.80$となります。

音響インピーダンスは波の伝わりにくさを表しています（大きいほど伝わりにくい）。

脂肪と骨では骨の方がZの数値が大きいので，脂肪より骨の方が波が伝わりにくいのです。

音響インピーダンスは超音波検査の原理になっています。

超音波が生体内を進むとき，組織間での音響インピーダンスの差が大きいほど超音波は強く反射し，音響インピーダンスの差が小さいと超音波はそれほど反射せずに透過する量が多くなります。例えば，超音波で骨を通してさらに内部を観察しようとしても，反射が大きいため観察は困難です。

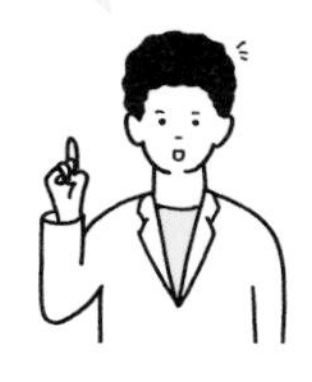

波の速度をv，波長をλ，周期をT，周波数をfとすると

$$v = \frac{\lambda}{T}$$

$$f = \frac{1}{T}$$

$$v = f\lambda$$

波の性質

32

波は，異なる媒質に会うと，そこで反射や屈折をします。
波の発生源が動いているとドップラー効果が起きます。

電磁波は真空中も進行します。

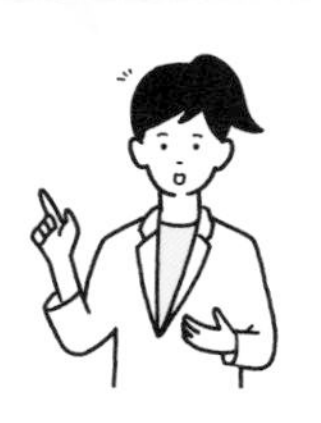

波は，進行している媒質によって速度が異なります。

例えば，超音波のような音波の場合，空気より水の中の方が速度は大きくなります。X線のような電磁波では，空気より水の中の方が速度は小さくなります。

媒質1を進行していた波が媒質2に到達すると，波の一部は反射します。残りの波は，屈折して媒質2の中を進みます。

媒質1での波の速度をv_1，波長をλ_1とします。媒質2での速度をv_2，波長をλ_2とします。このとき，入射角θ_1の正弦と屈折角θ_2の正弦の比は，v_1とv_2の比に一致します。波長λ_1とλ_2の比とも一致します。なお，周波数は媒質1でも2でも変わりません。

つまり，

$$\sin\theta_1 : \sin\theta_2 = v_1 : v_2 = \lambda_1 : \lambda_2$$

あるいは

$$\frac{\sin\theta_1}{\sin\theta_2} = \frac{v_1}{v_2} = \frac{\lambda_1}{\lambda_2}$$

という関係があるのです。この比の値を**屈折率**といいます。

くわしくは，媒質1に対する媒質2の屈折率といいます。

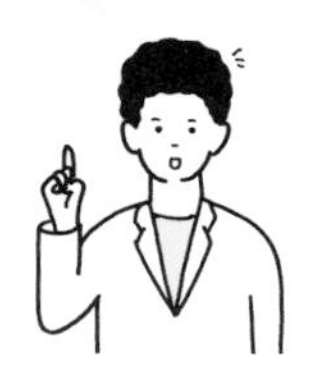

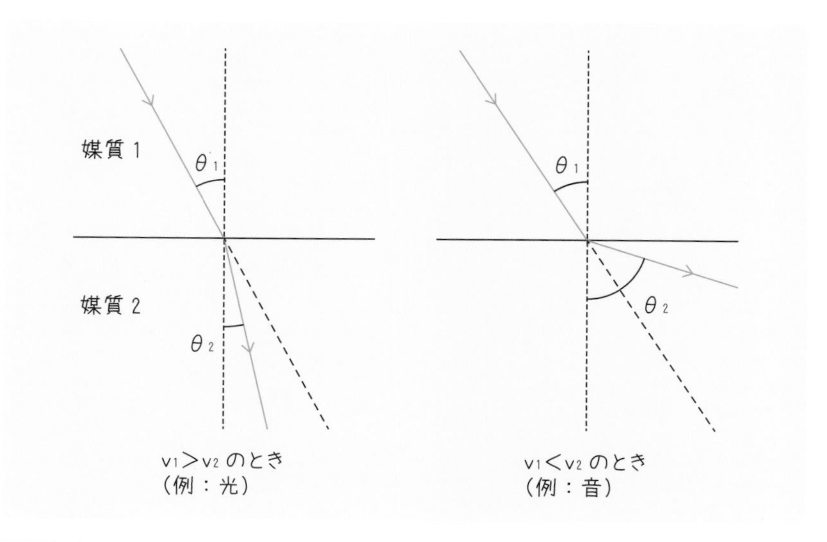

図20　**波の屈折**

波の速度をv，周波数をfとします。つまり，単位時間（1秒間）に波の特定な山が距離vだけ進みます。その距離の中にf個の周期が存在しています。ですから，この波の波長λは

$$\lambda = \frac{v}{f}$$

となります。

もし，この波がこちらの方向にv_1の速度で動いてくる（近づいている）とします。このときは，波が進む速度は　$v - v_1$　となります。その距離の中にf個の周期が存在しています。ですから，このときの波の波長λ_1は

$$\lambda_1 = \frac{(v - v_1)}{f}$$

となります。つまり，波長が短くなります。音の場合では，音が高くなるのです。

波が空気中の音波だとすると，vは音速ということです。

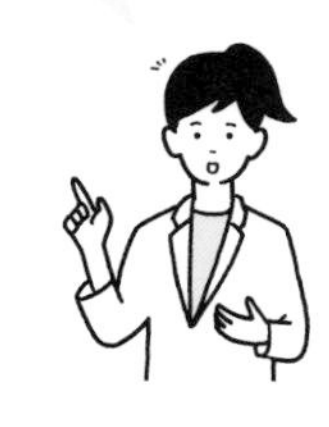

例えば，波がサイレンであり，サイレンを鳴らして救急車が走っているとき，v_1は救急車の時速を表します。

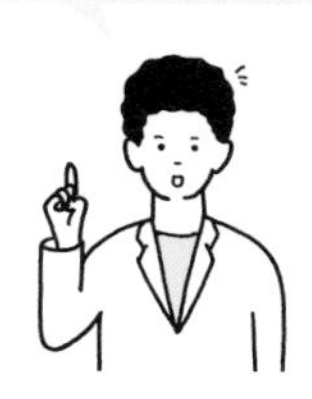

ステップ 2　臨床検査の計算

波が逆方向に動いている（遠ざかっている）なら，

$$\lambda_1 = \frac{(v + v_1)}{f}$$

となります。つまり，波長が長くなります。音の場合では，音が低くなるのです。

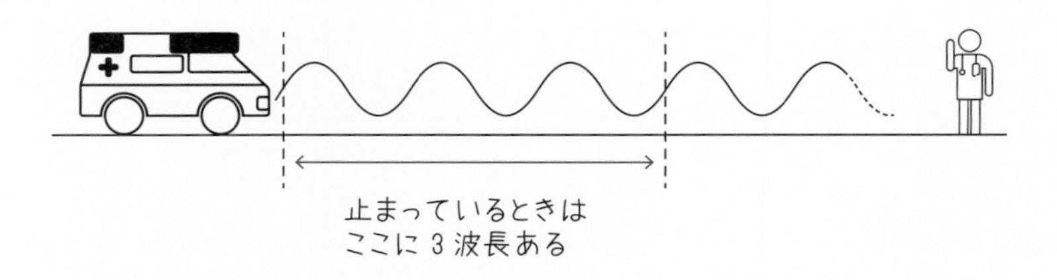

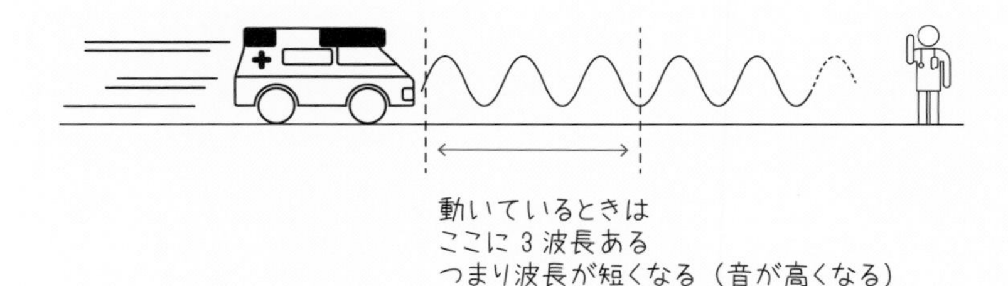

図21　**ドップラー効果**

日本超音波医学会では"ドプラ効果"といっています。

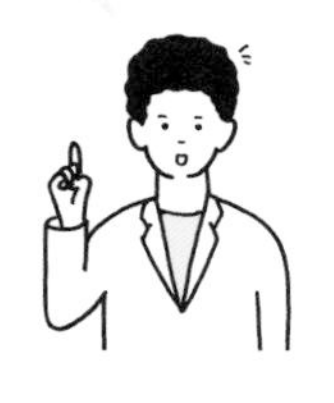

この現象を**ドップラー効果**といいます。

波の屈折　$\frac{\sin\theta_1}{\sin\theta_2} = \frac{v_1}{v_2} = \frac{\lambda_1}{\lambda_2}$

ドップラー効果　$\lambda_1 = \frac{(v - v_1)}{f}$，$\lambda_1 = \frac{(v + v_1)}{f}$

Column ▶ ギリシャ文字，ギリシャ数詞

ギリシャ文字		
大文字	小文字	発音
Α	α	アルファ
Β	β	ベータ
Γ	γ	ガンマ
Δ	δ	デルタ
Ε	ε	イプシロン
Ζ	ζ	ゼータ
Η	η	イータ
Θ	θ	シータ
Ι	ι	イオタ
Κ	κ	カッパ
Λ	λ	ラムダ
Μ	μ	ミュー
Ν	ν	ニュー
Ξ	ξ	グザイ
Ο	o	オミクロン
Π	π	パイ
Ρ	ρ	ロー
Σ	σ	シグマ
Τ	τ	タウ
ϒ	υ	ウプシロン
Φ	ϕ	ファイ
Χ	χ	カイ
Ψ	ψ	プサイ
Ω	ω	オメガ

ギリシャ数詞		
数詞	読み	数
mono	モノ	1
di	ジ	2
tri	トリ	3
tetra	テトラ	4
penta	ペンタ	5
hexa	ヘキサ	6
hepta	ヘプタ	7
octa	オクタ	8
nona	ノナ	9
deca	デカ	10
undeca	ウンデカ	11
dodeca	ドデカ	12

練習問題 4

問 1　抵抗 R に 6V の電池をつないだら 0.2A の電流が流れました。R の大きさを求めなさい。
(p.80)

問 2　3 Ωの抵抗と 4 Ωの抵抗を直列につないだときの合成抵抗を求めなさい。
(p.82)

問 3　2 Ωの抵抗と 3 Ωの抵抗を並列につないだときの合成抵抗を求めなさい。
(p.82)

問 4　図において，3 つの抵抗はすべて 100 Ωとします。このとき，次の問に答えなさい。
(p.80,82)

[1]　a → R_1 → b の間を流れる電流と，b → R_2 → c を流れる電流の比を求めなさい。

[2]　ab 間の電圧と，bc 間の電圧の比を求めなさい。

[3]　R_1 で消費される電力と R_2 で消費される電力の比を求めなさい。

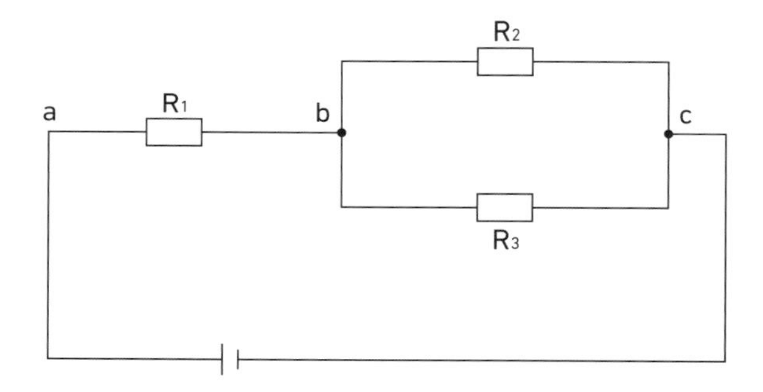

問 5　図のような回路があります。点 f の周囲の電流を（向きを含めて）I_1，I_2，I_3 とします。このとき，次の問に答えなさい。
(p.86)

[1]　点 f における I_1，I_2，I_3 の関係式を求めなさい。

[2]　閉回路 f → a → b → c → f に関して，キルヒホッフの関係式を作りなさい。

[3]　閉回路 a → b → c → d → e → f → a に関して，キルヒホッフの関係式を作りなさい。

[4]　I_1，I_2，I_3 を求めなさい。

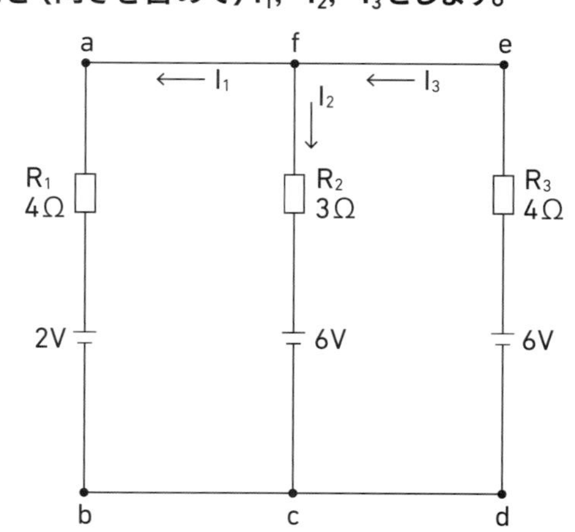

問 6
(p.86)

図の回路について，次の問に答えなさい。

［１］　bd 間に電流が流れないとき，R_4 を求めなさい。

以下，R_4 は［１］で求めたものとします。

［２］　R_3 と R_4 の合成抵抗を求めなさい。

［３］　dc 間の電圧を求めなさい。

問 7
(p.92)

速度 2 (m/s) で x 軸方向に向かって次の図のような波が伝わっています。このとき，次のものを求めなさい。

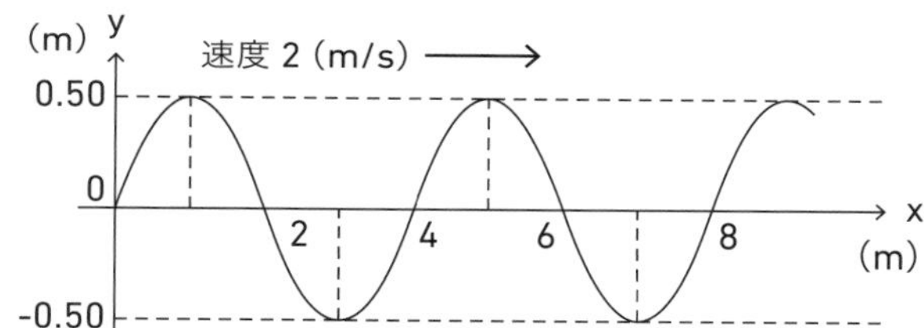

［１］　振幅

［２］　波長

［３］　周期

［４］　周波数

問 8
(p.92,96)

あるラジオ番組の電波の周波数は 594kHz です。電波の伝わる速度を 3.00×10^8m/s として，この電波の波長を求めなさい。

問 9
(p.96)

媒質 1 での波の速度が 40m/s，媒質 2 での波の速度が 30m/s であるとします。波長 2m の波が入射角 60° で媒質 1 から媒質 2 へ入射したとき，次のものを求めなさい。

［１］　屈折角の正弦

［２］　媒質 2 での波長

［３］　媒質 2 での周波数

問 10
(p.96)

救急車に周波数 680Hz のサイレンがついているとします。このとき，次の問に答えなさい。ただし，音速は 340m/s とします。

［１］　サイレンの波長を求めなさい。

［２］　救急車が時速 80km で近づいてくるとき，サイレンの波長を求めなさい。

[解答・解説]

問 1　電圧，電流，抵抗の間にはオームの法則

(電圧)＝(電流)×(抵抗)

の関係があります。これに代入して

$6 = 0.2 \times R$

より **30 Ω**となります。

問 2　抵抗 R_1，R_2 を直列につなぐと，全体の抵抗 R は

$R = R_1 + R_2$

となります。ですから，

3＋4

より **7 Ω**となります。

問 3　抵抗 R_1，R_2 を並列につなぐと，全体の抵抗 R は

$$\frac{1}{R} = \frac{1}{R_1} + \frac{1}{R_2}$$

となります。ですから

$$\frac{1}{R} = \frac{1}{2} + \frac{1}{3}$$

より **1.2 Ω**となります。

問 4

[1]　R_2 と R_3 の抵抗値は同じですから，b 点から c 点への電流は同等に分かれます。つまり 1/2 ずつになるのです。したがって，**2：1**となります。

[2]　R_2 と R_3 の合成抵抗 R は，並列になっているので，

$$\frac{1}{R} = \frac{1}{R_2} + \frac{1}{R_3}$$

の関係から，50 Ωとなります。

全体を流れる電流を I とすると，ab 間の電圧は，オームの法則から 100I です。bc 間の電圧は，同じくオームの法則から 50I です。したがって **2：1**となります。

[3]　電力は

(電流)×(電圧)

で求まります。したがって [1] と [2] より **4：1**となります。

問 5

[1]　ある点に流れ込む電流の和と，その点から流れ出る電流の和は等しくなります（キルヒホッフの第Ⅰの法則）。

ですから　$\mathbf{I_1 + I_2 = I_3}$

となります。

[2]　閉回路全体で，起電力の和と電圧降下の和は等しくなります。これがキルヒホッフの第Ⅱの法則です。

閉回路 f→a→b→c→f では，起電力は，

－2V と＋6V　です。閉回路の方向に対して 2V は“逆向き”なので－2V となっています。

R_1 の所での電圧降下は，オームの法則から

$-2 = 4I_1$　です。

R_2 の所での電圧降下は，オームの法則から（電流の向きを考慮に入れて）

$6 = -3I_2$　です。

以上から，キルヒホッフの第Ⅱの法則を使って

$\mathbf{-2 + 6 = 4I_1 - 3I_2}$

となります。

[3]　閉回路 a→b→c→d→e→f→a では，起電力は，

－2V と＋6V　です。

R_1 の所での電圧降下は，オームの法則から

$-2 = 4I_1$　です。

R_3 の所での電圧降下は，オームの法則から

$6 = 4I_3$　です。

以上から，キルヒホッフの第Ⅱの法則を使って

$\mathbf{-2 + 6 = 4I_1 + 4I_3}$

となります。

[4]　[1]，[2]，[3] から，

$\mathbf{I_1 = 0.7A}$

$\mathbf{I_2 = -0.4A}$

$\mathbf{I_3 = 0.3A}$

となります。

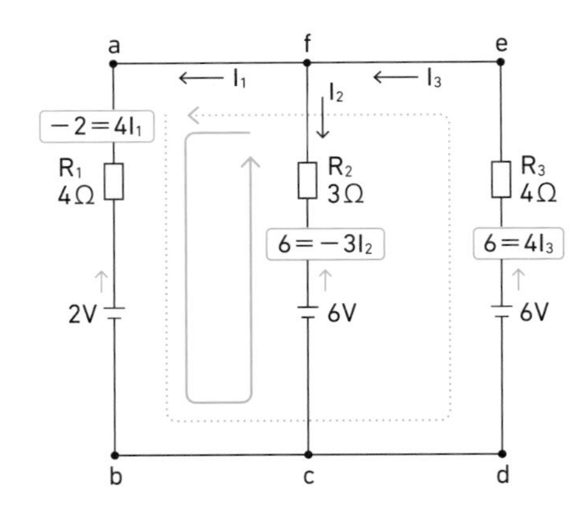

問 6

[1]　bd 間に電流が流れていない，ということは，この回路はホイートストンブリッジになっています。つまり，

$$\frac{R_1}{R_3} = \frac{R_2}{R_4}$$

という関係があります。

この式で，

$R_1 = 100$

$R_2 = 60$

$R_3 = 250$

として，　$\mathbf{R_4 = 150\ \Omega}$となります。

[2]　直列ですから，$R_3 + R_4 =$ **400 Ω**となります。

[3]　adc 間の電圧は 8V です。この間の抵抗は 400 Ωですから，オームの法則から，0.02A の電流が流れています。

したがって，dc間の電圧は，オームの法則から，

$0.02 \times 150 = \mathbf{3V}$

となります。

問7

［1］　振幅は，山と谷の間の長さの半分です。

図の場合，山と谷の間の長さは1mですから，振幅は**0.5 m**になります。

［2］　波長は，山と山の間の長さです。

図の場合は**4m**となります。

［3］　波の波長，速度，周期数の間には，

$$(\text{速度}) = \frac{(\text{波長})}{(\text{周期})}$$

の関係があります。

したがって

$$2 = \frac{4}{(\text{周期})}$$

から，周期は**2s**となります。

［4］　周波数と周期の間には，

$$(\text{周波数}) = \frac{1}{(\text{周期})}$$

の関係があります。

したがって，周波数は $\mathbf{\frac{1}{2}}$ **Hz**となります。

問8　波の波長，速度，周波数の間には

$$(\text{波長}) = \frac{(\text{速度})}{(\text{周波数})}$$

の関係があります。

kHzのkはキロ，つまり1000を表します。594kHzは594×10^3Hz（つまり5.94×10^5Hz）です。

したがって

$$(\text{波長}) = \frac{(\text{速度})}{(\text{周波数})} = \frac{3.00 \times 10^8}{5.94 \times 10^5} = \mathbf{5.05 \times 10^2 m}$$

となります。

問9

［1］　媒質1での速度をv_1，媒質2での速度をv_2とすると，

$$\frac{\sin\theta_1}{\sin\theta_2} = \frac{v_1}{v_2}$$

の関係があります。また

$$\sin 60^\circ = \frac{\sqrt{3}}{2}$$ （p.89参照）

ですから

$$\frac{\frac{\sqrt{3}}{2}}{\sin\theta_2} = \frac{4}{3}$$

となり，

$\sqrt{3}$=約1.73

$$\sin\theta_2 = \frac{\sqrt{3}}{2} \times \frac{3}{4} = \mathbf{0.65}$$

となります。

［2］　媒質1での波長をλ_1，媒質2での波長をλ_2とすると，

$$\frac{v_1}{v_2} = \frac{\lambda_1}{\lambda_2}$$ の関係があります。

$\lambda_1 = 2$ ですから，$\frac{40}{30} = \frac{2}{\lambda_2}$

$\lambda_2 = \mathbf{1.5m}$　となります。

［3］　波の波長，速度，周波数の間には

$$(\text{波長}) = \frac{(\text{速度})}{(\text{周波数})}$$

の関係があります。

これから，媒質1での周波数は

$$\frac{40}{2} = 20\text{Hz}$$

となります。

波の屈折で周波数は変わりません。したがって，媒質2の周波数も**20Hz**となります。

問10

［1］　波の波長，速度，周波数の間には

$$(\text{波長}) = \frac{(\text{速度})}{(\text{周波数})}$$

の関係があります。

これから，$\frac{340}{680} = \mathbf{0.5m}$

となります。

［2］　音源が近づいてくるとき，耳に聞こえる周波数は

$$(\text{耳に聞こえる周波数}) = \frac{(\text{音速}) - (\text{音源の速さ})}{(\text{音源の周波数})}$$

の関係があります。

この問題では，救急車の秒速は

$$\frac{80000}{3600} = \frac{200}{9}\ \text{m/s}$$

ですから

$$\frac{\left(340 - \frac{200}{9}\right)}{680} = \mathbf{0.47m}$$

となります。

【著者略歴】

井川俊彦（いかわ としひこ）

1971年	東京理科大学理学部数学科卒業
1982年	東京理科大学理学部博士課程修了
1982年	日本大学医学部助手
1987年	同助教授
2004年	明海大学歯学部教授
2013年	同退職
	現在に至る　理学博士
著作	『最新臨床検査学講座　数学／統計学』医歯薬出版（共著）
	『Excelによる統計クイックリファレンス』共立出版
	他多数

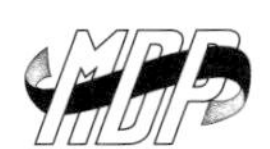

ニガテを克服！
ここからはじめる臨床検査の計算入門　ISBN978-4-263-22689-6

2020年1月10日　第1版第1刷発行
2023年1月10日　第1版第2刷発行

著　者　井川俊彦
発行者　白石泰夫
発行所　医歯薬出版株式会社

〒113-8612　東京都文京区本駒込1-7-10
TEL (03)5395-7620(編集)・7616(販売)
FAX (03)5395-7603(編集)・8563(販売)
https://www.ishiyaku.co.jp/
郵便振替番号　00190-5-13816

乱丁，落丁の際はお取り替えいたします　　印刷・教文堂／製本・愛千製本所

© Ishiyaku Publishers, Inc., 2020. Printed in Japan

本書の複製権・翻訳権・翻案権・上映権・譲渡権・貸与権・公衆送信権（送信可能化権を含む）・口述権は，医歯薬出版㈱が保有します．
本書を無断で複製する行為（コピー，スキャン，デジタルデータ化など）は，「私的使用のための複製」などの著作権法上の限られた例外を除き禁じられています．また私的使用に該当する場合であっても，請負業者等の第三者に依頼し上記の行為を行うことは違法となります．

JCOPY <出版者著作権管理機構 委託出版物>
本書をコピーやスキャン等により複製される場合は，そのつど事前に出版者著作権管理機構(電話 03-5244-5088, FAX 03-5244-5089, e-mail : info@jcopy.or.jp)の許諾を得てください．